U0253558

新编口腔医学诊疗精要

毕 磊 等 主编

江西科学技术出版社

江西·南昌

图书在版编目（CIP）数据

新编口腔医学诊疗精要 / 毕磊等主编 .— 南昌：
江西科学技术出版社，2020.8（2024.1 重印）
ISBN 978-7-5390-7409-2

Ⅰ.①新… Ⅱ.①毕… Ⅲ.①口腔疾病 – 诊疗 Ⅳ.
① R78

中国版本图书馆 CIP 数据核字（2020）第 114747 号

选题序号：ZK2019448

责任编辑：王凯勋

新编口腔医学诊疗精要

XINBIAN KOUQIANGYIXUE ZHENLIAOJINGYAO

毕磊 等 主编

出版发行	江西科学技术出版社	
社　　址	南昌市蓼洲街 2 号附 1 号	
	邮编：330009　　电话：（0791）86623491　　86639342（传真）	
经　　销	全国新华书店	
印　　刷	三河市华东印刷有限公司	
开　　本	880mm×1230mm　　1/16	
字　　数	271 千字	
印　　张	8.56	
版　　次	2020 年 8 月第 1 版　　2024年1月第1版第2次印刷	
书　　号	ISBN 978-7-5390-7409-2	
定　　价	88.00 元	

赣版权登字：-03-2020-207

编 委 会

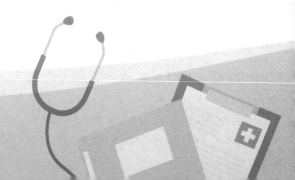

前　言

　　医学紧随生物科学之后，正以前所未有的速度不断取得进展。口腔医学作为生物医学的一个组成部分，它既有其医学属性，又与现代科技紧密相连。随着我国消费能力及人们意识的提升，医生和患者教育的加强，口腔健康日益受到人们的重视，在未来相当长的一段时间内，口腔等专科医疗领域在消费升级和较为宽松的政策环境支持下，将成为医疗服务行业中的优势行业。同时，随着科学的发展和社会的进步，口腔医学专业教育也面临着新的挑战与机遇。口腔医学技术人才是支撑口腔医学行业发展的中坚力量。为适应口腔医学的快速发展，完善急剧增加的口腔诊断治疗学内容，满足口腔临床工作者的实际需求，我们特组织了一批拥有多年临床工作经验的口腔专业医师组织编写了此书。

　　本书围绕口腔医学中常见的检查、常见疾病的诊疗以及口腔正畸与修复做了详细的阐述。首先介绍了口腔颌面部解剖生理学、口腔科常见检查、口腔疾病的预防与保健，其次重点讲述了牙体牙髓疾病、唾液腺疾病、口腔颌面部感染、口腔颌面部外科疾病、口腔良性肿瘤、口腔恶性肿瘤、错𬌗畸形的早期矫治、常见错𬌗畸形的矫治。本书内容丰富新颖、详略得当，同时也是一本理论与临床实践结合紧密、内容丰富的书籍，可供各基层医院的住院医生、主治医生及医学院校的学生参考使用。

　　本书参编人员较多，书中内容深度与编者编写风格不尽一致，由于口腔医学发展迅速，书中难免存在疏漏之处，望广大医务人员和读者批评指正，以便再版时修正与完善。

编　者

2020 年 8 月

目　录

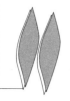

第一章　口腔颌面部解剖生理学

第一节　口腔及颌面部的区域划分

口腔颌面部是口腔与颌面部的统称。上起发际，下至下颌骨下缘或达舌骨水平，两侧至下颌支后缘或颞骨乳突之间的区域通常称为颜面部。以经过眉间点、鼻下点的两个水平线为界，可将颜面部分为三等分（图 1–1），即上 1/3、中 1/3 和下 1/3。颜面部的中 1/3 和下 1/3 两部分组成颌面部，上 1/3 区域称为颅面部，即颌面部是以颌骨为主要骨性支撑的区域，而颅面部则是以颅骨（额骨）为主要骨性支撑的区域。现代口腔医学，尤其是口腔颌面外科学的研究已扩展到上至颅底、下至颈部的区域，但不涉及此区域内的眼、耳、鼻、咽等组织器官。

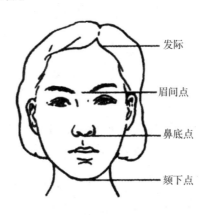

发际

眉间点

鼻底点

颏下点

图 1-1　面部三等分

口腔位于颌面部区域内，是指由牙齿、颌骨及唇、颊、腭、舌、口底、唾液腺等组织器官组成的多功能性器官。口腔为上消化道的起始端，其内牙齿的主要功能为咀嚼食物；唇的主要功能为吮吸；舌的主要功能为运送食物及辅助食物吞咽；唾液腺的功能则是分泌大量唾液，以润滑口腔黏膜和食物，并通过其中的淀粉酶对食物进行初步糖化作用。进食时，舌、颊、唇协调运动，将食物与唾液充分拌匀，送入上下牙间便于咀嚼，并通过咀嚼把食物研细、拌匀以利于吞咽。舌体上有多种感受器，其中味觉感受器可感受酸、甜、苦、辣、咸等味觉，其他感受器可分辨冷热、机械刺激等。唇、舌、牙、腭、颊的协调运动对完成发音和提高语言的清晰度起到很大作用；在鼻腔堵塞时，可通过口腔经咽喉进行呼吸。

口腔颌面部的解剖区域可分为颌面区、眶区、眶下区、颞面区、鼻区、唇区、颏区、颊区、腮腺咬肌区、颧区（图 1–2）。

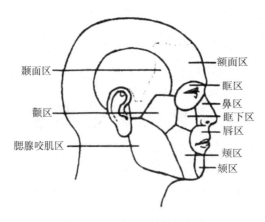

图 1-2　口腔颌面部解剖分区

第二节　口腔颌面部的解剖特点及临床意义

口腔颌面部部位的特殊性及其解剖特点赋予其特别的临床意义。

一、位置显露

口腔颌面部位置外露，容易受外伤，这是其缺点；但罹患疾病后，容易早期发现，获得及时治疗，则是其优点。

二、血供丰富

口腔颌面部血管丰富，使其组织器官具有较强的抗感染能力，外伤或手术后伤口愈合也较快；但因其血供丰富，组织疏松，受伤后出血多，局部组织肿胀明显。

三、解剖结构复杂

口腔颌面部解剖结构复杂，有面神经、三叉神经、唾液腺及其导管等组织和器官，这些组织和器官损伤后可能导致面瘫、麻木及涎瘘等并发症的发生。

四、自然皮肤皮纹

颌面部皮肤向不同方向形成自然的皮肤皱纹，简称皮纹（图 1-3）。皮纹的方向随年龄增加而有所变化。颌面部手术的切口设计应沿皮纹方向，并选择较隐蔽的区域作切口，使术后伤口愈合瘢痕相对不明显。

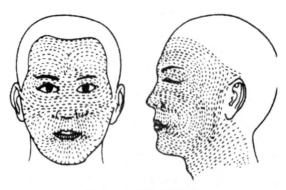

图 1-3　颌面部皮肤皱纹

五、颌面部疾患影响形态及功能

口腔颌面部常因先天性或后天性的疾患，如唇、腭裂或烧伤后瘢痕，导致颌面部形态异常，乃至颜面畸形和功能障碍。

六、疾患易波及毗邻部位

口腔颌面部与颅脑及咽喉毗邻，当发生炎症、外伤、肿瘤等疾患时，容易波及颅内和咽喉部，以及相邻的眼、耳、鼻等器官。

七、结构

由于颌面部结构复杂，面积相对小，又直接影响美观，所以，颌面部手术难度相对大。

第三节　颌面部解剖

一、颌骨

（一）上颌骨

为面部中份最大的骨组织。由左右两侧形态结构对称、不规则的 2 块骨骼构成，并于腭中缝处连接成一体。上颌骨由一体、四突构成，其中一体即上颌骨体，四突即额突、颧突、牙槽突和腭突。上颌骨与鼻骨、额骨、筛骨、泪骨、犁骨、下鼻甲、颧骨、腭骨、蝶骨等邻近骨器官相接，构成眶底、鼻底和口腔顶部（图 1-4，图 1-5）。

1. 上颌骨体

上颌骨体分为四壁一腔，为前、后、上、内四壁和上颌窦腔构成的形态不规则骨体。

前壁：又称脸面，上方以眶下缘与上壁（眼眶下壁）相接，在眶下缘中心下方 0.6 ~ 1 cm 处有眶下孔，眶下神经血管从此通过。在眶下孔下方有尖牙向外隆起形成之骨突，称尖牙嵴。嵴的内侧、切牙的上方有一骨凹，称切牙凹；嵴的外侧、眶下孔下方有一深凹，称尖牙窝，此处骨质很薄，常经此凿骨进入上颌窦内施行手术。

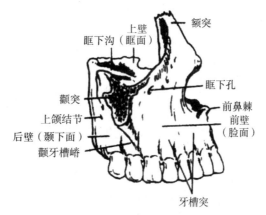

图 1-4　上颌骨外侧面观

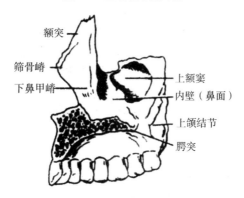

图 1-5　上颌骨内侧面观

后壁：又称颞下面，常以颧牙槽嵴作为前壁与后壁的分界线，其后方骨质微凸，呈结节状，称上颌结节。上颌结节上方有 2 ~ 3 个小骨孔，有上牙槽后神经血管通过。颧牙槽嵴和上颌结节是上牙槽后神经阻滞麻醉的重要标志。

上壁：又称眶面，呈三角形，构成眼眶下壁的大部，其后份中部有眶下沟，向前、内、下通眶下管，开口于眶下孔。上牙槽前、中神经由眶下管内分出，经上颌窦前外侧壁分布到前牙和前磨牙。

内壁：又称鼻面，参与构成鼻腔外侧壁，内有三角形的上颌窦裂孔，在中鼻道通向鼻腔。上颌窦裂孔后方有向前下方的沟与蝶骨翼突和腭骨垂直部相接，共同构成翼腭管。翼腭管长约 3.1 cm，管内有腭降动脉和腭神经通过。临床上可以通过翼腭管施行上颌神经阻滞麻醉。

上颌窦：呈锥形空腔，底向内、尖向外伸入颧突，底部有上颌窦开口。上颌窦壁即骨体的四壁骨质皆薄，内面衬以上颌窦黏膜。上颌窦底与上颌后牙根尖紧密相连，有时仅隔以上颌窦黏膜，故当上颌前磨牙及磨牙根尖感染时，炎症易于穿破上颌窦黏膜，导致牙源性上颌窦炎；在拔除上颌前磨牙和磨牙断根时，应注意勿将断根推入上颌窦内。

2. 上颌骨突

上颌骨突包括额突、颧突、牙槽突和腭突。

额突：位于上颌骨体的内上方，与额骨、鼻骨、泪骨相连。

颧突：位于上颌骨体的外上方，与颧骨相连，向下至第一磨牙形成颧牙槽嵴。

牙槽突：位于上颌骨体的下方，与上颌窦前、后壁紧密相连，左右两侧在正中线相连形成弓形。每侧牙槽突上有 7 ~ 8 个牙槽窝容纳牙根。前牙及前磨牙区牙槽突的唇、颊侧骨板薄而多孔，有利于麻醉药物渗入骨松质内，达到局部浸润麻醉的目的。由于唇颊侧骨质疏松，拔牙时向唇颊侧方向用力摇动则阻力较小。

腭突：指在牙槽突内侧伸出的水平骨板，后份接腭骨的水平板，两侧在正中线相连组成硬腭，将鼻腔与口腔隔开。硬腭前份有切牙孔（腭前孔），有鼻腭神经血管通过。后份有腭大孔（腭后孔），有腭前神经血管通过。腭大孔后方还有 1 ~ 2 个腭小孔，腭中、后神经由此通过。

3. 上颌骨的解剖特点及其临床意义

支柱式结构及其临床意义：上颌骨与多数邻骨相连，且骨体中央为一空腔，因而形成支柱式结构。当遭受外力打击时，力量可通过多数邻骨传导分散，不致发生骨折；若打击力量过重，则上颌骨和邻骨均可发生骨折，甚至合并颅底骨折并导致颅脑损伤。由于上颌骨无强大肌肉附着，骨折后较少受到肌肉的牵引而移位，故骨折段的移位与所受外力的大小、方向有关。上颌骨骨质疏松，血运丰富，骨折后愈合较快，一旦骨折应及时复位，以免发生错位愈合。发生化脓性感染时，疏松的骨质有利于脓液穿破骨质而达到引流的目的，因此上颌骨较少发生颌骨骨髓炎。

解剖薄弱部位及其临床意义：上颌骨具有骨质疏密、厚薄不一，连接骨缝多，牙槽窝的深浅、大小不一致等特点，从而构成解剖结构上的一些薄弱环节或部位，这些薄弱环节是骨折常发生的部位。上颌骨的主要薄弱环节表现为三条薄弱线：①第一薄弱线：从梨状孔下部平行牙槽突底经上颌结节至蝶骨翼突。当骨折沿此薄弱线发生时称上颌骨 Le Fort Ⅰ 型骨折，骨折线称为上颌骨 Le Fort Ⅰ 型骨折线。②第二薄弱线：通过鼻骨、泪骨、颧骨下方至蝶骨翼突。当骨折沿此薄弱线发生时称上颌骨 Le Fort Ⅱ 型骨折，骨折线称为上颌骨 Le Fort Ⅱ 型骨折线。③第三薄弱线：通过鼻骨、泪骨、眶底、颧骨上方至蝶骨翼突。当骨折沿此薄弱线发生时称上颌骨 Le Fort Ⅲ 型骨折，骨折线称为上颌骨 Le Fort Ⅲ 型骨折线。

（二）下颌骨

下颌骨是颌面部唯一可以活动而且最坚实的骨骼，在正中线处两侧联合呈马蹄形，分为下颌体与下颌支两部分（图1-6，图1-7）。

1. 下颌体

下颌体分为上、下缘和内、外面，在两侧下颌体的正中处联合，外有颏结节，内有颏棘。下颌体上缘为牙槽骨，有牙槽窝容纳牙根。前牙区牙槽骨板较后牙区疏松，而后牙区颊侧牙槽骨板较舌侧厚。下颌体下缘骨质致密而厚，正中两旁稍内处有二腹肌窝，为二腹肌前腹起端附着处。下颌体外面相当于前磨牙区上、下缘之间，有颏孔开口向后上方，神经、血管经此穿出。自颏孔区向后上方与下颌支前缘相连续的线形突起称外斜线，有面部表情肌附着。下颌体内面从颏棘斜向上方的线形突起称下颌舌骨线，为下颌舌骨肌起端附着处，而颏棘上有颏舌肌和颏舌骨肌附着。在下颌舌骨线前上份有舌下腺窝，为舌下腺所在处；后下份有下颌下腺窝，为下颌下腺所在处。

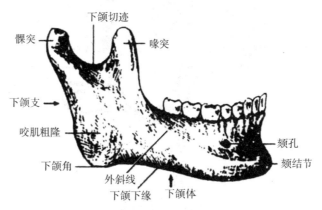

图1-6　下颌骨外侧面观

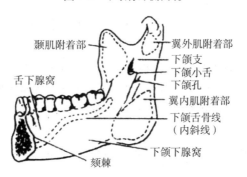

图1-7　下颌骨内侧面观

2. 下颌支

下颌支为左右垂直部分，上方有2个骨突，前者称喙突，呈扁平三角形，有颞肌和咬肌附着；后者称髁突，与颞骨关节窝构成颞下颌关节。髁突是下颌骨的主要生长中心。髁突下方缩窄处称髁突颈，有翼外肌附着。两骨突之间的凹陷切迹称下颌切迹或乙状切迹，有咬肌血管、神经通过。乙状切迹为经颞下途径进行圆孔和卵圆孔注射麻醉的重要标志。下颌支外侧面较粗糙，有咬肌附着。内侧面中央有一呈漏斗状的骨孔，称下颌孔，为下牙槽神经、血管进入下颌管的入口；孔前内侧有一小的尖形骨突，称下颌小舌，为蝶下颌韧带附着之处。内侧面下份近下颌角区骨面粗糙，有翼内肌附着。下颌角是下颌支后缘与下缘相交的部分，有茎突下颌韧带附着。

3. 下颌骨的解剖特点及其临床意义

（1）解剖薄弱部位下颌骨的髁突颈、正中联合、颏孔区、下颌角等为下颌骨的骨质薄弱部位，当遭遇外力时，这些部位常发生骨折。

（2）血液供应较差且骨皮质致密下颌骨的血液供应较上颌骨差，且周围有强大致密的肌肉和筋膜包绕，当炎症化脓时不易得到引流，所以骨髓炎的发生较上颌骨为多。下颌骨骨折愈合较上颌骨骨折愈合慢。

二、血管

（一）动脉

颌面部血液供应特别丰富，主要来自颈外动脉的分支，有舌动脉、面动脉、上颌动脉和颞浅动脉等（图1-8）。各分支间和两侧动脉间均通过末梢血管网而彼此吻合，故伤后出血多。压迫止血时，必须压迫供应动脉的近心端，才能起到暂时止血的作用。

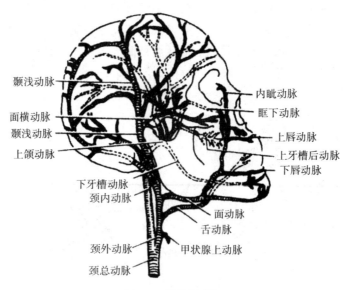

图1-8 颌面部动脉

1. 舌动脉

自颈外动脉平舌骨大角水平分出，向内上方走行，分布于舌、口底和牙龈的动脉。

2. 面动脉

面动脉又称颌外动脉，为面部软组织的主要动脉。在舌动脉稍上方，自颈外动脉分出，向内上方走行，然后绕下颌下腺体及下颌下缘，由咬肌前缘向内前方走行，分布于唇、颏、颊和内眦等部。面颊部软组织出血时，可于咬肌前缘下颌骨下缘压迫此血管止血。

3. 上颌动脉

上颌动脉位置较深，位于下颌骨髁突颈部内侧。自颈外动脉分出，向内前方走行至颞下窝，分布于上、下颌骨和咀嚼肌。

4. 颞浅动脉

颞浅动脉为颈外动脉的终末支，在腮腺组织内分出面横动脉，分布于耳前部、颧部和颊部。颞浅动脉分布于额、颞部头皮，在颧弓上方皮下可扪及动脉搏动，可在此压迫动脉止血。颌面部恶性肿瘤需动脉内灌注化疗药物时，可经此动脉逆行插管进行治疗。

（二）静脉

颌面部静脉系统较复杂且有变异，常分为深、浅两个静脉网。浅静脉网由面静脉和下颌后静脉组成；深静脉网主要为翼静脉丛。面部静脉的特点是静脉瓣较少，当肌收缩或受挤压时，易使血液倒流。故颌面部的感染，特别是由鼻根至两侧口角三角区的感染，若处理不当，易逆行传入颅内，引起海绵窦血栓性静脉炎等严重并发症（图1-9）。

1. 面静脉

面静脉又称面前静脉，起于额静脉和眶上静脉汇成的内眦静脉，沿鼻旁口角外到咬肌前下角，在颊部有面深静脉与翼静脉丛相通；由咬肌前下角向下穿颈深筋膜，越下颌下腺浅面，在下颌角附近与下颌后静脉前支汇成面总静脉，横过颈外动脉浅面，最后汇入颈内静脉。面静脉可经内眦静脉和翼静脉丛通向颅内海绵窦。

2. 下颌后静脉

下颌后静脉又称面后静脉，由颞浅静脉和上颌静脉汇合而成，沿颈外动脉外侧方，向下走行至下颌角平面，分为前、后两支。前支与面静脉汇合成面总静脉；后支与耳后静脉汇合成颈外静脉。颈外静脉在胸锁乳突肌浅面下行，在锁骨上凹处穿入深面，汇入锁骨下静脉。

3. 翼静脉丛

翼静脉丛位于颞下窝，大部分在翼外肌的浅面，少部分在颞肌和翼内、外肌之间。在行上颌结节麻醉时，有时可刺破形成血肿。它收纳颌骨、咀嚼肌、鼻内和腮腺等处的静脉血液，经上颌静脉汇入下颌后静脉。翼静脉丛可通过卵圆孔和破裂孔等与海绵窦相通。

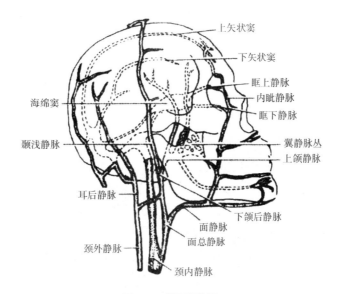

图 1-9　颌面部静脉

三、淋巴组织

颌面部的淋巴组织极其丰富，淋巴管成网状结构，收纳淋巴液，汇入淋巴结，构成颌面部的重要防御系统。正常情况下，淋巴结小而柔软，不易扪及，当炎症或肿瘤转移时，相应淋巴结就会发生肿大，故有重要临床意义。

颌面部常见且较重要的淋巴结有：腮腺淋巴结、颌上淋巴结、下颌下淋巴结、颏下淋巴结和位于颈部的颈浅和颈深淋巴结（图 1-10）。

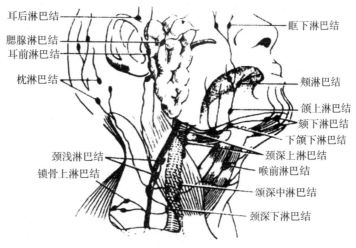

图 1-10　颌面部淋巴分布

四、神经口腔颌

面部的主要支配神经是三叉神经和面神经。三叉神经主要司感觉，面神经主要司运动。

（一）三叉神经

是第 5 对脑神经，为脑神经中最大者，起于脑桥嵴，主管颌面部的感觉和咀嚼肌的运动。其感觉神经根较大，自颅内三叉神经半月节分三支，即眼支、上颌支和下颌支出颅；运动神经根较小，在感觉根的下方横过神经节与下颌神经混合，故下颌神经属混合神经（图 1-11）。

（1）眼神经由眶上裂出颅，分布于眼球和额部。

（2）上颌神经由圆孔出颅，向前越过翼腭窝达眶下裂，再经眶下沟入眶下管，最后出眶下孔分为睑、鼻、唇三个末支，分布于下睑、鼻侧和上唇的皮肤和黏膜。

蝶腭神经及蝶腭神经节：上颌神经在翼腭窝内分出小支进入蝶腭神经节，再由此节发出4个分支。①鼻腭神经：穿过蝶腭孔进入鼻腔，沿鼻中隔向前下方进入切牙管，自口内切牙孔穿出，分布于两侧上颌切牙、尖牙唇侧的黏骨膜和牙龈，并与腭前神经在尖牙腭侧交叉。②腭前神经：为最大的一个分支，经翼腭管下降出腭大孔，在腭部向前分布于磨牙、前磨牙区的黏骨膜和牙龈，并与鼻腭神经在尖牙区交叉。③腭中神经和腭后神经：经翼腭管下降出腭小孔，分布于软腭、腭垂和扁桃体。

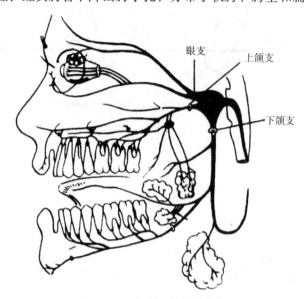

图 1-11 三叉神经及主要分支

上牙槽神经：为上颌神经的分支，根据其走行及部位分为上牙槽前、中、后神经。①上牙槽后神经：上颌神经由翼腭窝前行，在近上颌结节后壁处发出数小支，有的分布于上颌磨牙颊侧黏膜及牙根；有的进入上颌结节牙槽孔，在上颌骨体内沿上颌窦后壁下行，分布于上颌窦黏膜、上颌第二磨牙，并在上颌第一磨牙颊侧近中根与上牙槽中神经交叉。②上牙槽中神经：在上颌神经刚入眶下管处发出，沿上颌窦外侧壁下行，分布于上颌前磨牙、第一磨牙颊侧近中根及牙槽骨、颊侧牙龈和上颌窦黏膜，并与上牙槽前、后神经交叉。③上牙槽前神经：由眶下神经出眶下孔之前发出，沿上颌窦前壁进入牙槽骨，分布于上颌切牙、尖牙、牙槽骨和唇侧牙龈，并与上牙槽中神经和对侧上牙槽前神经交叉。

（3）下颌神经：为颅内三叉神经半月节发出的最大分支，属混合神经，含有感觉和运动神经纤维。下颌神经自卵圆孔出颅后，在颞下窝分为前、后两股。前股较小，除颊神经为感觉神经外，其余均为支配咀嚼肌运动的神经；后股较大，主要为感觉神经，有耳颞神经、下牙槽神经和舌神经。与口腔颌面部麻醉密切相关的分支有以下3支。

下牙槽神经：自下颌神经后股发出，居翼外肌深面，循蝶下颌韧带与下颌支之间下行，由下颌孔进入下颌管，发出细小分支至同侧下颌全部牙和牙槽骨，并在中线与对侧下牙槽神经交叉。下牙槽神经在下颌管内相当于前磨牙区发出分支，出颏孔后称为颏神经，分布于第二前磨牙前面的牙龈、下唇、颊黏膜和皮肤，在下唇和颏部正中与对侧颏神经分支相交叉。

舌神经：自下颌神经后股发出，在翼内肌与下颌支之间循下牙槽神经前内方下行，达下颌第三磨牙骨板的右侧，进入口底向前，分布于舌前2/3、下颌舌侧牙龈和口底黏膜。

颊神经：为下颌神经前股分支中唯一的感觉神经，经翼外肌二头之间，沿下颌支前缘顺颞肌腱纤维向下，平下颌第三磨牙𬌗面穿出颞肌鞘，分布于下颌磨牙颊侧牙龈、颊部后份黏膜和皮肤。

以上神经分支在翼下颌间隙内，颊神经位于前外侧，舌神经居中，下牙槽神经居后。

（二）面神经

为第7对脑神经，主要是运动神经，伴有味觉和分泌神经纤维。面神经出茎乳孔后，进入腮腺内分为五支，即颞支、颧支、颊支、下颌缘支和颈支，这些分支支配面部表情肌的活动。面神经损伤可能导致眼睑闭合不全、口角偏斜等面部畸形。

面神经总干进入腮腺实质内，在腮腺深、浅两叶之间前行经颈外动脉和下颌后静脉外侧，行走1～1.5 cm后分叉。面神经主干的分叉形式多样，每个人的分支也不完全相同。面神经分支及终支间的吻合情况可归为八种（图1-12）。根据国人统计资料，主干分叉类型可分为两干、三干、四干、五干及干线型。其中两干型多见，占80%；三干型占12%；四干型占5%；干线型占2%；五干型最少，占1%。

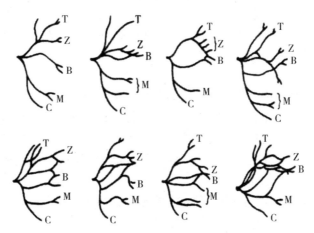

T：颞支；Z：颧支；B：颊支；M：下颌缘支；C：颈支

图1-12 面神经八种分支类型

1. 颞支

颞支出腮腺上缘，越过颧弓向上，主要分布于额肌。

2. 颧支

颧支由腮腺前上缘穿出后，越过颧骨，主要分布于上、下眼轮匝肌。当其受损后，可出现眼睑不能闭合。

3. 颊支

颊支自腮腺前缘、腮腺导管上下穿出，可有上、下颊支，主要分布于颊肌、提上唇肌、笑肌和口轮匝肌等。当其受损后，鼻唇沟变得平坦，且不能鼓腮。

4. 下颌缘支

下颌缘支由腮腺前下方穿出，像下前行于颈阔肌深面。在下颌角处位置较低，然后向上前行，越过面动脉和面静脉像前上方，分布于下唇诸肌。当其受损后，可出现该侧下唇瘫痪，表现为口角歪斜。

5. 颈支

颈支由腮腺下缘穿出，分布于颈阔肌。

五、唾液腺

口腔颌面部的唾液腺组织由左右对称的三对大唾液腺，即腮腺、下颌下腺和舌下腺以及遍布于唇、颊、腭、舌等处黏膜下的小黏液腺构成，各有导管开口于口腔。唾液腺分泌的唾液为无色、黏稠的液体，具有润湿口腔、软化食物的作用。

（一）腮腺

腮腺是三对大唾液腺中最大的一对唾液腺，位于两侧耳垂前下方和下颌后窝内，其分泌液主要为浆液。腮腺外形成楔状，浅面为皮肤及皮下脂肪覆盖；深面与咬肌、下颌支及咽侧壁相邻；后面紧贴胸锁乳突肌、茎突和二腹肌后腹；上极达颧弓，居外耳道和颞下颌关节之间；下极达下颌角下缘。

腮腺实质内有面神经分支穿过，在面神经浅面的腮腺组织称浅部（叶），位于耳前下方咬肌浅面；在神经深面者称深部（叶），可经下颌后窝突向咽旁间隙。

腮腺被致密的腮腺咬肌筋膜包裹，并被来自颈深筋膜浅层的腮腺鞘分成小叶，筋膜鞘在上方和深面咽旁区多不完整。由于这些解剖特点，脓肿易穿破并向筋膜薄弱的区域扩散。故当腮腺感染化脓时，脓肿多分散，且疼痛较剧烈。

腮腺导管由腮腺浅叶前缘发出，在颧弓下约 1.5 cm 处穿出腮腺鞘。导管在腮腺咬肌筋膜浅面向前走行，与颧弓平行，其上方有面神经上颊支和面横动脉，下方有面神经下颊支伴行，故腮腺导管常用来作为寻找面神经颊支的解剖标志。导管横过咬肌外侧后在咬肌前缘几乎以直角转向内，绕过颊脂垫穿入颊肌，约成 45° 角向前，在颊肌与颊黏膜之间走行一段后，开口于上颌第二磨牙牙冠颊面相对应的颊黏膜上。导管口处的黏膜隆起，称为腮腺乳头。开口部位的导管是最狭窄处，导管穿过颊肌的部位也较狭窄，故易有结石潴留。手术时可以从腮腺导管口注入 1% 亚甲蓝溶液 2 mL，使腮腺组织染成蓝色，以便腮腺组织与面神经及其四周组织相区别。

（二）下颌下腺

位于下颌下三角内，形似核桃，分泌液主要为浆液，含有少量黏液。下颌下腺深层延长部经下颌舌骨肌后缘进入口内，其导管起自深面，自下后方向前上方走行，开口于舌系带两旁的舌下肉阜。管长而弯曲，唾液在导管中运行缓慢。同时，由于导管开口较大，牙垢或异物容易进入导管，常成为钙盐沉积的中心。因此，下颌下腺导管结石较腮腺多见，常因涎石堵塞而导致下颌下腺炎症。

（三）舌下腺

位于口底舌下舌系带两侧，为最小的一对大唾液腺。分泌液主要为黏液，含有少量浆液。其小导管甚多，有的直接开口于口底，有的与下颌下腺导管相通。

六、蜂窝组织间隙极其连通

口腔颌面颈部蜂窝组织间隙系指位于筋膜间、筋膜与肌肉间、肌肉与骨膜间以及骨膜与骨膜之间的潜在间隙。各间隙均为蜂窝组织所充满，并有血管、神经等穿行，某些间隙还含有唾液腺及淋巴结。蜂窝组织伴随血管神经束从一个间隙进入另一个间隙，使相邻的间隙彼此连通。间隙感染时，可局限于一个间隙，也可循上述途径破坏邻近的组织，由近及远波及一个或数个间隙，有时还可向下侵及纵隔，甚至向上进入颅内。因此，了解口腔颌面颈部蜂窝组织间隙的部位、内容及其互相连通的关系，是正确诊断和治疗间隙感染的基础。

（一）眶下间隙

眶下间隙位于眼眶前部的下方，上界眶下缘，下界上颌骨牙槽突，内界鼻侧缘，外以颧大肌为界。以尖牙窝为中心的上颌骨前壁形成眶下间隙的底，浅面有面部表情肌覆盖。该间隙内有蜂窝组织及出入眶下孔的眶下神经、血管，有时还有眶下淋巴结。

眶下间隙邻近上颌前牙和前磨牙、鼻侧部及上唇，上述部位的化脓性炎症可侵及眶下间隙。该间隙向后通颊间隙，并有面静脉及面动脉经过，面静脉连接内眦静脉，经眼静脉与海绵窦相通，炎症可循此蔓延。

（二）颊间隙

颊间隙位于颊肌与咬肌之间，略呈倒立的锥形，前界咬肌前缘，后界下颌支前缘及颞肌前缘。间隙内有颊神经、颊动脉、面深静脉及脂肪组织。颊间隙与翼颌间隙、咬肌间隙、眶下间隙、颞下间隙及颞间隙等处的脂肪组织相连，成为感染相互扩散的途径。颊间隙与磨牙邻近，磨牙根尖的炎症可侵入颊间隙。

（三）咬肌间隙

咬肌间隙又称咬肌下间隙或咬肌下颌间隙，位于咬肌与下颌支之间，前邻磨牙后区，后界腮腺。此间隙感染多来自下颌第三磨牙冠周炎。咬肌间隙与翼颌、颊、颞及颞下诸间隙相连通。

（四）翼颌间隙

翼颌间隙又称翼下颌间隙，位于下颌支与翼内肌之间。前为颞肌及颊肌，借颊肌与口腔分隔，后为腮腺，上界翼外肌下缘，下以翼内肌附丽于下颌支处。该间隙的额切面呈一底朝上、尖向下的三角形。间隙内主要有舌神经、下牙槽神经及下牙槽动、静脉通过。间隙内的蜂窝组织向上与颞下间隙及颞间隙连通，向前通颊间隙，向下与舌下、下颌下间隙相通，向后与咽旁间隙连通，向外通咬肌间隙。翼颌间隙还可经颅底血管神经通入颅内。

（五）颞下间隙

颞下间隙位于翼颌间隙的上方。前界上颌骨的后面，后界腮腺深叶，内界蝶骨翼外板，外界下颌支上份及颧弓，上界蝶骨大翼的颞下面和颞下嵴，下以翼外肌下缘平面为界。此间隙在解剖上有两个特点。

（1）颞下间隙处于颌面深部诸间隙的中央。

（2）间隙中有翼丛、上颌动脉及其分支和上、下颌神经的分支通过。间隙中的蜂窝组织伴随上述血管神经伸入邻近诸间隙，使颞下间隙与颞间隙、翼颌间隙、颊间隙、翼腭间隙及咽旁间隙相通，并借眶下裂与眶内、经卵圆孔和棘孔与颅腔连通，借翼丛与海绵窦相通。因此颞下间隙的感染很少单独存在，常与相邻间隙的感染同时存在。

（六）颞间隙

颞间隙位于颞区，借颧弓和颞下嵴的平面与颞下间隙分界。颞间隙可分为两部，即颞浅间隙和颞深间隙。颞浅间隙位于颞深筋膜与颞肌之间，颞深间隙位于颞肌与颞窝之间。

颞间隙的解剖结构特点为：①颞深筋膜致密。②颞肌坚厚。③颞窝骨质以颞鳞处最薄，其内、外骨板间之板障很少。因此，颞部脓肿形成后难以自行穿破，脓液积存于颞鳞表面过久，压迫骨皮质，使其坏死，发生骨髓炎，感染由此可直接向颅内或通过邻近脑膜的血管蔓延，导致脑膜炎、脑脓肿等并发症。颞间隙与颊、咬肌、翼颌及颞下诸间隙相通。

（七）腮腺间隙

腮腺间隙位于腮腺鞘内，该间隙为腮腺及通行于腺体内的血管、神经及淋巴结所充满。腮腺间隙内侧面未封闭，直接通咽旁前间隙和翼颌间隙。

（八）咽旁间隙

咽旁间隙又称咽侧间隙、翼咽或咽翼间隙等。它位于翼内肌、腮腺深叶与咽侧壁之间，呈倒立的锥体形，上达颅底，下至舌骨平面。前界翼下颌韧带，后界椎前筋膜的外侧份。舌骨舌肌将它与下颌下腺及其鞘分开。咽旁间隙由茎突及茎突诸肌分为前后两部：前部称咽旁前间隙（或称茎突前间隙）；后部称咽旁后间隙（或称茎突后间隙）。

1. 咽旁前间隙

咽旁前间隙较小，内含蜂窝组织，隔咽上缩肌与腭扁桃体相邻。腭扁桃体周围脓肿可向外直接穿破咽侧壁，进入咽旁前间隙。

2. 咽旁后间隙

咽旁后间隙较大，内有颈内动、静脉及Ⅸ～Ⅻ对脑神经和颈深上淋巴结，手术时应避免伤及上述重要血管、神经。

咽旁间隙与翼颌、颞下、舌下、下颌下、腮腺和咽后诸间隙相通，血管、神经束上通颅内，下经内脏旁间隙等连通纵隔，成为炎症蔓延的途径。

（九）翼腭间隙

翼腭间隙又称翼腭窝，位于眶尖的下方，颞下窝的内侧，为一伸长的三角形间隙。前界上颌骨体，后界蝶骨翼突，上为蝶骨大翼，内以腭骨垂直板为界。翼腭间隙内主要有上颌神经、蝶腭神经节、上颌动脉的第三段及其分支。翼腭间隙向前经眶下裂通眼眶，向内经蝶腭孔通鼻腔，向外经翼上颌裂连通颞下间隙，向下经翼腭管通口腔，向后上经圆孔通颅腔。

（十）舌下间隙

舌下间隙呈马蹄铁形，上界口底黏膜，下界下颌舌骨肌及舌骨舌肌，前外侧为下颌舌骨线以上的下颌骨体内侧面骨壁，后界止于舌根。舌下间隙被颏舌肌及颏舌骨肌平分为左右对称的两部分，二者在舌系带深面相交通。舌下间隙内有舌下腺、下颌下腺深部及其导管、舌神经、舌下神经及舌动静脉等。舌下间隙向后通下颌下间隙及颏舌肌间隙，往后上通翼颌间隙，向后内通咽旁间隙。由于下颌前牙及第一前磨牙的根尖位于下颌舌骨线的上方，因此，上述诸牙的牙源性感染若破坏了下颌骨的舌侧骨板，

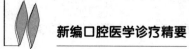

则进入舌下间隙。

（十一）舌深部间隙

舌深部间隙指位于舌根部舌外肌之间的间隙，包括颏舌肌间间隙和颏舌肌－舌骨舌肌间间隙。

1. 颏舌肌间间隙

颏舌肌间间隙位于左右颏舌肌之间。该间隙正中矢状剖面呈扇形，额状剖面呈长条形，内含蜂窝组织。该间隙上界舌中隔，下界颏舌骨肌，向前通舌下间隙。

2. 颏舌肌－舌骨舌肌间间隙

该间隙位于颏舌肌与舌骨舌肌之间，左右各一，间隙内除蜂窝组织外，还有舌动脉通行。该间隙向前通舌下间隙。

微信扫码
◆ 临床科研
◆ 医学前沿
◆ 临床资讯
◆ 临床笔记

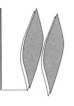

第二章　口腔科常见检查

第一节　检查前准备

口腔疾病常常与全身疾病关系紧密，因此，在口腔检查中检查者不仅应关注牙体、牙周、口腔黏膜及颌面部情况，还应具有整体观念，对患者的全身状况给予关注，必要时须请相关科室人员会诊。

一、医师的准备

在口腔检查与治疗过程中，需要建立良好的医患关系。在对患者进行检查前，需要首先进行手部的消毒：剪短指甲，肥皂洗手，清水冲洗后佩戴一次性医用手套。

二、检查器械的准备

1. 椅位的检查和调节

口腔检查的第一步要进行椅位检查与调节。一般的，患者的头、颈和背应处于一条直线。检查上颌牙时，椅背应稍向后仰，使上颌牙列与地面呈 45°；检查下颌牙时，椅背应稍直立，使下颌牙平面与地面基本平行。牙椅的灯光要照射在患者口腔的拟检查部位，避免因强光照射引起患者眼不适。在检查过程中，医师要注意坐姿，无法直视的部位应尽量使用口镜，减少身体前屈、弯腰低头等动作，以减轻疲劳，预防颈椎、腰椎病的发生。

2. 口腔检查器械

口腔检查时需要特殊的口腔检查器械，如口镜、探针、镊子等。检查时，医师一般左手持口镜，右手持镊子或探针。根据检查目的的不同亦可辅以其他器械，如牙周探针等。所有器械须经严格消毒后方可使用。

（1）口镜：口镜分平面和凹面两种，后者有放大作用，应根据需要选用。口镜可用于牵拉颊部或推压舌体，以便于医师检查内部情况；通过镜像反射，医师可对上颌牙等难以直视的部位进行检查。口镜还可用于聚集光线，增加检查部位的亮度与可视度。

（2）镊子：镊子的主要作用为夹持，如各种敷料、异物及其他小器械；也可用于夹持牙以检查松动度；还可用镊子末端敲击牙以检查其叩痛情况。

（3）探针：探针的两头弯曲形态不同，一端呈半圆形，另一端呈三弯形，医师可通过探诊时的手感检查牙各面的点、隙、裂、沟及龋洞等情况，结合患者的主观感觉，寻找牙的表面敏感区域及敏感程度，亦可粗略探测牙周袋。专门的牙周探针不同于普通探针，其具有刻度，且尖端圆钝，能准确测量牙周袋深度，避免刺伤袋底。

第二节　检查内容

一、一般检查

1. 问诊

问诊是医师与患者通过交谈，以了解患者疾病的发生、发展和诊疗情况的过程。问诊内容一般包括主诉、现病史、既往史和系统回顾，对怀疑有遗传倾向疾病的患者还应询问家族史。

（1）主诉：主诉是患者感受最明显的症状，也是本次就诊的主要原因。主诉的记录应包含症状、部位和患病时间等要素，如"上颌后牙冷热激发痛 1 周"。

（2）现病史：现病史是病史的主体部分，是反映疾病发生、发展过程的重要依据。现病史的基本内容包括发病情况、患病时间、主要症状、可能诱因、症状加重或缓解的原因、病情发展及演变和诊治经过及效果等。在牙体牙髓病科，患者常见的症状为疼痛。疼痛性质对明确诊断意义重大，故应仔细询问。

（3）既往史：是患者过去的患病情况，包括外伤史、手术史及过敏史等。

（4）系统回顾：有些口腔疾病与全身情况有关，如一些患有血液病、内分泌疾病或维生素缺乏的患者可能因牙龈出血等症状到口腔科就诊，故应询问全身系统性疾病情况。

（5）家族史：当现有疾病可能有遗传倾向时，应对家族史进行询问并记录。

2. 视诊

视诊，是指医师用眼对患者全身和局部情况进行观察、以判断病情的方法，内容如下。

（1）全身情况：通过视诊可对患者的全身状况进行初步了解，如患者的精神状态、营养和发育状况等，一些疾病具有特殊的面容或表情特征，医师可通过视诊发现。

（2）颌面部：首先观察左、右面部是否对称，有无肿胀、肿物或畸形；患者是否具有急性疼痛面容；面部皮肤的颜色及光滑度如何，有无瘢痕或窦道；检查面神经功能时，观察鼻唇沟是否变浅或消失，做闭眼、吹口哨等动作时面部两侧的运动是否协调，有无口角歪斜等。

（3）牙体：重点检查主诉牙，兼顾其他牙

①颜色和透明度：颜色和透明度的改变常能为诊断提供线索，如龋齿呈白垩或棕褐色，死髓牙呈暗灰色，四环素牙呈暗黄或灰棕色，氟牙症患牙呈白垩色或具有黄褐色斑纹等。

②形状：牙体的异常形状包括前磨牙的畸形中央尖、上颌切牙的畸形舌侧窝、畸形舌侧沟、融合牙、双生牙、结合牙和先天性梅毒牙等，这些情况均由于先天缺陷导致牙齿硬组织破坏，常引起牙髓炎等。另外，还须注意过大牙、过小牙和锥形牙等牙形态异常改变。

③排列和接触关系：牙列有无错位、倾斜、扭转、深覆盖／殆、开殆、反殆等情况。

④牙体缺损：可与探诊相结合。对于龋洞、楔状缺损和外伤性缺损等要注意其大小和深浅，特别要注意是否露髓。牙冠破坏 1/2 以上者称为残冠，牙冠全部或接近全部丧失者称为残根。原则上，有保留价值的残冠、残根应尽量保留。

（4）牙龈和牙周组织：正常牙龈呈现粉红色，表面可有点彩，发生炎症时牙龈局部肿胀、点彩消失，因充血或瘀血可呈现鲜红或暗红色，还可因血液病出现苍白、渗血、水肿、糜烂等；必要时应行血液检查以排查；牙间龈乳头有无肿胀、充血、萎缩、增生或坏死等；有无牙周袋，若有，累及范围及深度如何、袋内分泌情况如何等。

（5）口腔黏膜：指覆盖在唇、舌、腭、咽等部位的表层组织。检查中应注意以下变化。

①色泽：口腔黏膜处于炎症时出现充血、发红，扁平苔藓可有糜烂和白色网状纹，白斑时可有各种类型的白色斑片。

②溃疡：复发性口疮、口腔黏膜结核和癌症等均可表现为溃疡。除对溃疡的外形、分泌情况、有无局部刺激物等进行视诊外，还须结合问诊了解溃疡发生的持续时间和复发情况，结合触诊等了解溃疡质地是否坚硬，有无周围浸润等情况的发生。

③肿胀或肿物：须结合其他检查，确定有无牙源性损害，有无压痛，活动度如何，有无粘连，边界是否清楚等。

另外，还应注意舌背有无裂纹、舌乳头的分布和变化及舌体的运动情况等。

3. 探诊

探诊指利用探测器械（探针）进行检查的检查方法。

（1）牙体：主要用于对龋洞的检查，明确龋洞部位、范围、深浅、探痛情况等，对于活髓牙，龋洞较深时探诊动作一定要轻柔，以免触及穿髓点引起剧痛。勿遗漏邻面和龈下的探诊检查。探诊还应包括明确牙的敏感区域、敏感程度、充填体边缘的密合情况及有无继发龋等。

（2）牙周：探查牙龈表面质感是松软还是坚实，牙周袋的深浅，牙龈和牙的附着关系，了解牙周袋深度和附着情况。探诊时要注意以下几点。

①支点稳定：尽可能贴近牙面，以免器械失控而刺伤牙周组织。

②角度正确：探诊时探针应与牙体长轴方向一致。

③力量适中：掌握力度大小，在发现病变的同时不引起伤痛。

④面面俱到：按一定的顺序，如牙体近中、中、远中进行牙周探诊并做记录，避免漏诊。

（3）窦道：窦道口多见于牙龈，偶见于皮肤表面。窦道的存在提示有慢性根尖周炎的患牙存在，但患牙位置不一定与窦道口对应，可将圆头探针插入窦道并缓慢推进以明确来源。

4. 叩诊

叩诊是用口镜或镊子末端叩击牙，通过患者的反应和叩击声音检查患牙的方法。叩诊要注意以下几点。

（1）选择对照牙：健康的对侧同名牙或邻牙是最好的阴性对照。叩诊时，应从健康牙开始，逐渐过渡到可疑牙。牙对叩诊的反应一般分为5级：（－）、（±）、（＋）、（＋＋）、（＋＋＋），分别代表"无、可疑、轻度、中度、重度"叩痛。

（2）叩击方向：垂直叩诊主要用于检查根尖部的急性炎症情况，水平叩诊主要检查牙体周围组织的炎症情况。

（3）力度适中：以健康的同名牙或邻牙叩诊无痛的最大力度为上限，对于急性尖周炎的患牙，叩诊力度要小，以免增加患者的痛苦。

5. 触诊

触诊是用手指或器械在病变部位进行触摸或按压，依靠检查者和被检查者的感觉对病变的硬度、范围、形状、活动度等进行检查的方法。口内检查时应戴手套或指套。

（1）颌面部：医师用手指触压颌面部以明确病变范围、硬度、触压痛情况、波动感和动度等。

（2）淋巴结：与口腔疾病关系密切的有颌下、颏下、颈部淋巴结。检查时可嘱患者放松，头部略低下并偏向检查者，检查者一手固定患者头部，另一手触诊相关部位的淋巴结。触诊有助于检查发生病变的淋巴结，其在大小、数目、硬度、压痛和粘连情况等方面会有所变化。炎症发生时，相关区域淋巴结出现增大、压痛，但质地无甚变化；肿瘤转移时，相关淋巴结常增大、质硬、无触痛且多与周围组织粘连；结核性淋巴增大多见于颈部，淋巴结可成串、相互粘连且易破溃。

（3）颞下颌关节：检查者面对患者，以双手示指和中指腹面贴于患者的耳屏前，嘱其做开闭口动作，继而做侧方运动，观察双侧运动是否对称、协调；检查关节运动中有无轨迹异常，有无杂音；张口度的检查是颞下颌关节检查的重要内容，张口度大小以大张口时上、下中切牙切缘间能放入自己横指（通常是示指、中指和环指）的数目为参考（表2-1）。

表2-1 张口受限程度的检查记录方法和临床意义

能放入的手指数	检查记录	临床意义
3	正常	无张口受限（张口度正常）
2	Ⅰ度受限	轻度张口受限
1	Ⅱ度受限	中度张口受限
1以下	Ⅲ度受限	重度张口受限

（4）牙周组织：检查者将手指尖置于牙颈与牙龈交界处，嘱患者做咬合动作，手感振动较大时提示存在创伤殆可能。

（5）根尖周组织：用手指尖或镊子夹一棉球轻压根尖部，根据压痛、波动感或脓性分泌物情况判断根尖周组织的炎症情况。

6. 嗅诊

嗅诊指通过气味的鉴别进行诊断的检查方法，一般在问诊过程中即已完成。凡口腔卫生不佳，或存在暴露的坏死牙髓，或坏死性龈口炎等可有明显的口臭甚至腐败性恶臭。

7. 松动度检查

用镊子夹持住牙冠或将镊尖并拢置于殆面中央进行摇动可检查牙的松动情况。依据松动幅度或松动方向，可将牙松动程度分为3级（表2-2）。

表2-2　牙松动度检查的依据和分极

分级依据	Ⅰ度	Ⅱ度	Ⅲ度
松动幅度	< 1 mm	1 ~ 2 mm	> 2 mm
松动方向	唇（颊）舌向	唇（颊）舌向近、远中向	唇（颊）舌向近、远中向、殆龈向

8. 咬诊

咬诊是检查牙有无咬合痛或有无早接触点的检查方法。可通过空咬或咬棉签、棉球等实物时的疼痛情况判断有无根尖周病、牙周病、牙隐裂或牙本质敏感等，亦可将咬合纸或蜡片置于牙殆面，嘱其做各种咬合动作，根据留在牙面上的色迹深浅或蜡片厚薄确定早接触点，还可通过特殊的咬诊工具对出现咬合痛的部位进行定位。

9. 冷热诊

冷热诊是通过观察牙齿对不同温度的反应对牙髓状态进行判断的方法。正常牙髓对温度有一定的耐受范围（20 ~ 50℃）。牙髓发生炎症时，疼痛阈值降低，造成感觉敏感。牙髓变性时，疼痛阈值提高，造成感觉迟钝。牙髓坏死时通常无感觉。

用于冷诊的刺激物须低于10℃，如冷水、无水乙醇、氯乙烷、冰条或冰棒等，用于热诊的刺激物须高于60℃，如加热的牙胶、金属等。

二、特殊检查

当经过一般检查后仍无法确诊时，可借助一些特殊器械、设备进行检查，称之为特殊检查，常见如下。

1. 牙髓电活力测试法

牙髓电活力测试法是通过观察牙对不同强度电流的耐受程度对牙髓状态进行判断的方法。电测仪经过不断改进，体积更小，重量更轻，使用时更加便捷。使用电测仪时需要将患牙隔湿，然后将检测头置于待测牙面，调整刻度以变换电流的刺激强度，同时观察患者的反应，当患者示意疼痛时离开牙面。判读牙髓电活力测试结果时需要注意假阳性和假阴性的排除，必要时结合其他感觉测试结果，综合分析，得出牙髓的状况。

有些电测仪在使用时有其他要求，如需佩戴口内挂钩、仪器检查头与牙面间间隔导电介质等，还应注意如安装有心脏起搏器、全冠修复牙等禁忌证，在使用前应仔细阅读说明书。

2. 激光龋齿探测仪

德国KaVo公司于1998年生产的激光龋齿探测仪，可利用激光激发荧光诊断龋齿，并通过客观数值反映龋损的程度。激光龋齿探测仪是新近出现的一种便携式诊断龋齿仪器，其具有的A型探头末端较尖，可对牙面的窝沟进行点探测并将龋损程度数值化，对早期殆面龋的探测更为精确，有助于诊断无洞型龋损。

3. 诊断性备洞

临床上有时难以对牙髓状况进行准确判定，这时可通过诊断性备洞进行检查。当患牙牙髓存有活力时，备洞至牙本质会有感觉，反之，则说明患牙牙髓坏死。

4. 局部麻醉法

局部麻醉法是通过麻醉方式确定疼痛部位的方法。如当牙髓炎患者无法分清疼痛牙位置时，可用局部麻醉药（2% 普鲁卡因或利多卡因等）将三叉神经中的某一支麻醉后再行检查。需要注意的是，局部麻醉法可较好地区分上、下颌牙的疼痛，但对于下颌同侧牙列效果不佳。

5. 穿刺检查

穿刺检查是用注射器刺入肿胀物抽出其中的液体等内容物进行检查的方法。穿刺检查一般在局部麻醉和常规消毒处理后进行，抽取物通常需要进行肉眼和显微镜检查。

（1）肉眼观察通过对抽取物颜色与性状的观察，初步确定是脓液、囊液还是血液等。

（2）显微镜检查在显微镜下，脓液主要为中性粒细胞，慢性炎症多为淋巴细胞，囊液可见胆固醇结晶和少量炎细胞，血液主要为红细胞。

第三节　X 线检查

X 线检查的应用愈发广泛，已成为牙科领域重要的辅助检查手段。正常的牙体组织在 X 线片上的表现为：牙釉质、牙本质为白色的 X 线阻射影，牙髓组织为黑色的 X 线透射影，根尖周膜为 X 线透射影，根尖周的牙槽骨为密度低于牙釉质、牙本质的 X 线阻射影。

一、分类

根据检查需要，涉及牙体牙髓病的 X 线检查通常分为根尖片、殆翼片、曲面体层片及锥形束 CT。

1. 根尖片

根尖片分为平行投照和分角线投照技术，可用于了解特定牙位的牙体、牙周、牙髓及根尖周组织情况，具有放射剂量小、空间分辨率高、操作简单等优点，是牙体牙髓病诊疗过程中最常用的 X 线检查技术。但需要指出，X 线影像是三维物体的平面投射结果，存在影像重叠、变形失真等问题。另外，根尖周的骨质破坏需要到一定程度才可能在根尖片上反映出来，因此必须结合临床检查方能得出准确的诊断。

2. 全口牙位曲面体层 X 线片

曲面体层摄影是利用体层摄影和狭缝摄影原理，仅需一次曝光即可获得上、下颌的牙列影像，进而了解多个牙位的病变情况，也可用于观察牙槽嵴的吸收状况、龋病及牙根形成等情况。拍摄全口牙位曲面体层 X 线片的放射剂量较全口根尖片显著减少，同时，曲面体层片还可了解颌骨内病变。但是，曲面体层片的清晰度不及根尖片，如需了解特定牙位的牙体或根尖周情况时，需要补充根尖片。

3. 锥形束 CT

锥形束 CT（CBCT）于 2000 年左右开始应用于口腔临床，其采用锥形 X 射线束和二维探测器，取代了传统的扇形束和一维探测器。扫描时，锥形 X 射线只需围绕患者 1 周，即可完成数据采集进行三维重建。锥形束 CT 的有效放射剂量与曲面体层摄影类似，远小于常规医用 CT。在牙体牙髓病的诊疗中，CBCT 可用于检查牙体、根管系统、根尖周等组织结构，由于其解决了常规 X 线片结构重叠与清晰度的问题，可作为进一步的检查手段。

二、应用

1. 诊断

（1）牙体牙髓病：龋齿，如邻面龋、龈下龋、隐匿性龋、充填物底壁或边缘的继发龋等，还可用于龋病的流行病学调查；牙体发育畸形，如畸形舌侧窝、畸形中央尖等；牙根发育情况，如牙根内吸收和外吸收、根折、牙根发育不全、牙骨质增生等；髓腔情况，如髓腔钙化、髓石大小及位置、根管的数目、弯曲、粗细和走行等。

（2）根尖周病：各种根尖周病，如根尖周肉芽肿、脓肿、囊肿及致密性骨炎等。

（3）牙周病：牙槽骨吸收、破坏的程度和类型。

（4）颌面外科疾病：阻生牙、埋伏牙、先天性缺牙、恒牙萌出状态等；颌骨炎症、囊肿、肿瘤等。

2. 治疗

治疗前可用于手术难度的预估，如患牙的根管钙化情况、骨粘连情况等；治疗中可用于判断根管充填质量、牙根残留情况等；用于疗效追踪时可检查根尖周破坏区域是否愈合等。

微信扫码
◆临床科研
◆医学前沿
◆临床资讯
◆临床笔记

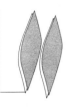

第三章　口腔疾病的预防与保健

第一节　口腔卫生状况与口腔保健措施的分级

将患者口腔卫生状况和治疗方法在临床上进行明确的分级，能增进临床口腔医师和患者之间的交流，增进临床口腔医师和卫生政策制订者之间的交流，便于评价服务区域居民口腔保健规划。世界卫生组织推荐的口腔卫生状况分级系统，包括恢复健康所需的相应口腔保健措施，简称 SI 指数（Thestates and intervention index）。这种措施是一种从 0 ~ −0.9 的分级表（表 3-1），其中 0 表示不需要任何口腔保健措施，−0.9 则为口腔保健的最高限度。关于后者，应注意除这种口腔卫生以外所需的保健措施，就是口腔外科与保健范畴以外的事了。

表 3-1　用 SI 指数表示口腔卫生状况和措施的分级

分级等级	口腔卫生状况	口腔保健措施类型
0	口腔卫生完好	不需任何措施
−0.0	不明	定期检查
−0.1	有菌斑、牙龈出血	经口腔医师指导后进行自我口腔保健
−0.2	早期（可逆性）龋齿，牙结石，色素	牙齿保健（如刮治术，涂氟）
−0.3	错位美容缺陷，牙颌畸形	正畸保健，稀齿拉紧，位置端正
−0.4	牙支持组织疾病，牙周袋，牙松动	牙根面洁治、磨光，处理牙周袋，恢复牙稳固
−0.5	龋齿、牙釉质与牙本质腐蚀	充填龋洞，修补牙冠
−0.6	牙髓及髓质疾患	治疗牙髓
−0.7	牙龋坏无法修复	口腔组织的手术治疗；拔牙，去除口腔病灶，修复损伤
−0.8	1 ~ 3 个牙齿连续缺失需要修复和改善美观，咀嚼	恒牙置换，粘接牙冠或嵌入牙冠
−0.9	牙齿脱落所剩无几或完全无牙	局部或全口托牙装配

分级表内一方面负数绝对值越大，表示口腔卫生状况越差；另一方面所需口腔保健措施也就越复杂。再者，措施越来越复杂时，花费也随之增长。治疗失败与治疗错误的危险也随之增加。治疗时和治疗后的疼痛与不适感也会增加。在设计此指数过程中，所有这些因素都已考虑在内。

口腔卫生状况分级为患者口腔卫生状况诊断分级提供了基础，而表示诊断的数字系统，也可用来保存流行病学记录。既然每一级口腔卫生状况都有一套相应的疗法，那么 SI 指数也可用来划分在不同 SI 指数情况下所需要的设备和器械。

SI 指数的另一好处是，与适当的口腔组织模型一起来表示口腔疾病和防治结果时，可以用作口腔健康教育和健康促进的简单工具。这样的教育可使人们做出正确决定，选择究竟需要哪一种口腔保健措施。这一措施在发展中国家居民中特别需要，因为那里口腔保健机构和资源经常是有限的。

一、口腔健康状况调查的设计与实施

口腔健康调查（oral health survey）是口腔预防医学研究的基本方法。口腔健康调查在口腔预防医学中应用广泛，它描述人群口腔疾病的分布情况、发生情况、传播方式、流行强度，用于评价口腔卫生干预措施的效果等。21 世纪是预防医学的世纪，口腔健康调查的作用更为广泛。

口腔健康调查的主要作用有：

（1）对人群中口腔卫生状况的分布及其发展趋势进行测量。

（2）对某些重要因素，包括生物学、社会、经济、文化等因素对口腔健康的影响做出评价。

（3）探索存在的口腔卫生问题及对策、方法。

（4）对口腔卫生服务设施的利用情况及其发展趋势进行评估及测量。

（5）评价有关口腔卫生政策及干预措施实施后的效果。

（一）口腔健康调查设计

口腔健康调查必须注意口腔疾病本身的特点，进行样本和调查方法的设计，应特别考虑到两种主要的口腔疾病——龋病和牙周疾病的特点：①疾病与年龄有密切关系。②龋病的破坏是不可逆的，疾患现状不仅代表现有龋患数量也包括了既往病史。③随着患病率上升，疾病的严重程度相应增加。④这些口腔常见疾病存在于全部人群，差别只在于患病率与严重程度。⑤大量证据表明，不同社会经济和环境条件的人群龋病的发病是有差别的。⑥标准检查包括对每个受检对象作多方面的检查。

1. 调查设计

为了达到预期的调查目的，在进行调查以前必须要有周密和全面的调查设计，使调查结果充分显示其科学性和可靠性。为了使世界各国和地区的口腔健康调查的资料具有统计学的可比性，必须采用全球统一的调查标准和方法，世界卫生组织特别重视基本的口腔健康调查方法。1971 年出版了《口腔健康调查的基本方法》手册，以后又不断修订，于 1978 年、1987 年、1997 年分别出版了第二、三、四版。

2. 调查目的

调查的目的是根据防治工作的需要来确定的，通过调查指标具体化，也是选择调查指标的依据。调查者必须回答以下 5 个问题：①要调查什么。②调查结果的作用。③说明什么问题。④采用什么方式调查。⑤为什么采用这种方式。

调查目的的选择将决定调查的方法和内容，同时也决定调查的项目和对象以及指数的选择。口腔健康调查可有很多不同的目的，如为了制定预防规划及措施，进行一般的调查，了解当地龋病牙周病患病情况；为了了解某种口腔疾病发病率偏高的原因；对特定人群的口腔健康状况及有关因素开展调查等。

一般来讲，口腔健康调查的目的不外乎为了解口腔保健及医疗的问题，对现状进行了解以后确定对策收集基本的资料；为了解影响医疗及保健的环境及因素收集资料；对口腔医疗保健活动进行评价，对开展的项目、措施的效果做出判断。

制定口腔健康调查计划前，应有明确的目的，应当根据口腔疾病防治工作的实际需要来确定调查研究的目的。目的不同则调查的内容、方法、对象和范围也就不同，例如，了解某地区 12 岁儿童的龋齿患病率，调查对象为某地区小学六年级的学生，不属于这一范围者不调查。

（二）调查对象与方法

调研人群是依据调查目的进行选择的，一旦明确调查目的即决定了调查对象。如全国第二次口腔流行病学调查，调查对象以集体常年居住的城、乡居民为主，幼儿园、学校、工厂、机关单位、自然村和敬老院等。调查对象的年龄为：6 岁、12 岁、15 岁、18 岁、35 ~ 44 岁、65 ~ 74 岁。其中 12 岁及 15 岁需为当地出生及成长者，凡由外地迁入或出生后在外地生活一段时间后再转回者不作为调查对象。

调查的目的确定以后，就要根据人力、物力选择最合适的调查方法，根据调查范围的不同可分为：

1. 试点调查（pilot survey）

在进行大规模的正式调查以前，所进行的小型调查，通过试点调查可初步了解群体患病的变异情况，发现其他尚未列入的调查项目，试点调查还可以使参加调查者的人员统一标准，取得调查经验。WHO 推荐先对有代表性的 1 ~ 2 个年龄人群进行调查，首选 12 岁组，以获得少量的参考资料。

2. 捷径调查（pathfinder survey）

世界卫生组织为制订口腔卫生工作计划而推荐的一种调查方法，其目的是为在较短时间内了解某群体口腔健康状况，并估计在该群体中开展口腔保健工作所需的人力、物力。由于这种方法通常只检查有代表性的指定年龄组的人群（5 岁、12 岁、15 岁、35 ~ 44 岁、65 ~ 74 岁），所以节省时间和人力。

3. 抽样调查（Sampling survey）

是由于人力、物力和时间限制而经常采用的调查方法，抽样调查是根据随机化的原则从总体中抽取一定数量的观察单位进行调查，用以估计总体的情况，抽样的方式有单纯随机抽样（Simple Random Sampling）、系统抽样（Systematic Sampling）、分层抽样（Stratified Sampling）、整群抽样（Cluster Sampling）、多级抽样（Mul-tistage Sampling）也称阶段抽样等。整群抽样、单纯随机抽样、分层抽样等可先后交叉重复使用。我国第二和第三次口腔健康流行病学调查就采用这种方法。

口腔流行病学调查方法很多，在实际工作中，往往应根据不同情况结合应用，灵活掌握。例如把机械抽样同分层抽样结合等。

（三）样本大小

样本大小（sample size）与调查研究所要求的精密度有关，精密度要求愈高样本量就愈大。精密度确定之后，必须估计某种口腔疾病在群体中的变异程度，换句话说，是否患病情况与群体均值之间存在差别。如与群体平均值的变异程度愈大，在同一精密度的情况下，需要的样本也就愈大。如果不知道人群龋病患病情况，有必要在调查开始之前对疾病的患病情况进行了解和估计。一个直接和有效估计人群中龋患状况的方法是把人群划分为有、无龋病。例如，可以在预计龋病患病状况可能存在明显差别，但又便于检查的 2 ~ 3 个当地学校中，检查不同经济状况 2 ~ 3 个班的学生。当无龋学生人数比例大于20%，其患龋率是低的，如果 5% ~ 20% 儿童无龋，患龋率为中等；如果无龋儿童的比例小于 5%，则认为患龋率高。这种患龋率高低的估计可用于决定调查的样本数量，指导完成调查计划及样本设计表的填写。

（四）调查指标与项目

调查指标是根据调查目的而确定。一个理想的口腔健康调查指标，应符合下列标准：能客观地反映疾病情况，能从数量差异反映疾病的各阶段，易于掌握和应用，简单易行，适用于大面积调查，重复性好，能进行统计学处理等。调查人群中不同疾病的患病情况应使用不同的指标。

调查项目是根据调查目的所要求预期分析指标而定，调查项目要求精选，主要项目不能遗漏，要采用统一名词术语。

分析项目为预期分析指标整理统计时所必需的原始资料，例如调查在学校学生的患龋率、龋均等预期分析指标，调查表就必须有"性别""年龄""各牙位患龋"等项目供统计分析的直接原始资料。包括龋病情况和治疗需要、牙周疾病情况、颞颌关节情况、口腔黏膜损害、牙釉质混浊 / 牙釉质发育不全、氟牙症情况、口腔卫生状况、口腔义齿情况、牙颌异常、急需处理的情况等。

备考项目为确保分析项目填写完整、正确，便于检查，补充和更正而设备考项目，通常不直接用于分析，例如姓名、学校名称、班级、单位等。备考项目有助于明确调查对象和复查，调查者的签名和调查日期有助于查询与明确责任。

（五）调查表格与标准

检查表及其所列项目都必须使用标准代号，否则调查资料就难以进入计算机标准程序进行统计，从而无法完成资料的整理和总结工作。即使调查表中某些项目的资料不予收集或记录，某些项目不适合于所检查的人群，代号亦须保持不变。

表格的设计为便于以后计算机进行处理，各格旁边均有记录代号的说明。每格都编有一识别符号

（圆括号内的小数字），该代号代表计算机程序上的一个位置。为了减少错误，所有进入计算机的数字必须填写清楚，有的数字常易混淆，如 1 和 7、2 和 4、6 和 0，为了避免混淆和保证统计结果准确，数字应按下列方式以印刷体书写：

1 2 3 4 5 6 7 8 9 0

采用字母作代号时，例如记录乳牙检查结果，必须用大写字母如下：

A B C D E

关于表格内牙位标记，国际上均采用 1970 年国际牙科联盟（International Dental Union，简写 FDI）所提出的二位数标记法，第一位数字说明牙齿所在分区，第二位数字表示牙齿在牙列中的位置。

在确定某一牙齿的位置时，建议首先读象限的代号，然后读代表牙位的数字，如右上侧第二切牙读"1、2"，不读"12"；左下第三磨牙读"3、8"不读"38"。

即采用表格形式把调查项目有顺序地排列供调查者使用，附世界卫生组织 1997 年制定的口腔健康调查供参考。

二、调查步骤

进行一次口腔健康调查，通常分 3 个阶段进行，准备阶段、实施阶段和资料审核阶段。

（一）准备阶段

调查前应确定调查的实施计划，包括调查的协调、统一的调查标准、调查器材准备等。

1. 调查的协调

调查计划拟定后就应与有关卫生行政机构取得联系，得到他们的同意和支持后，再进一步与被调查者的单位联系取得同意，向被调查者说明调查意义与目的，以及具体调查计划，以便得到他们支持与配合，使调查工作能顺利进行。

2. 标准一致性试验

统一调查标准。在口腔检查中，口腔医师对口腔疾病的临床症状的结果、诊断等，在医疗水平、仪器设备、检查手段等其他因素基本相同的情况下，仍可能出现判断的不一致。口腔健康检查结果出现差异主要有两个原因：一是龋病、牙周病早期病损极小，临床难以诊断，甚至疾病发展到相当程度也可能漏诊或误诊；二是生理和心理因素如疲劳、研究兴趣、决断能力、视力、触觉等都可在不同程度上，甚至经常地影响检查者的判断力。

防止口腔医师出现判断的不一致的方法是：口腔疾病的诊断标准要明确；调查前要认真培训，对于诊断标准要统一认识；进行调查前要做标准一致性试验（calibration）。实际工作中由于重复观察造成的判断不一致很难避免，只能采取措施控制在最低限度，同时应当选用适当的统计方法评价其判断的一致性的程度。

临床试验研究中把重复观察的一致性分为：同一口腔医师对同一患者进行两次以上观察做出判断的一致性和两个或多个口腔医师对同一对象进行观察作出判断的一致性。尽管检查者之间评价个体的口腔状况可能存在差异，但在评价群体的状况时，则应接近一致。在进行流行病学调查前对参加检查的人员进行训练，使他们的临床诊断达到一致，这点非常重要。

检查方法的标准化和一致性的目的是保证对进行观察与记录的各种疾病及状况有一致的解释、认识和统一的检查方法；保证每个检查者均按统一标准进行检查；使检查者之间的差异减少到最低限度。

调查前必须对调查者进行培训，使调查者检查标准一致，以达到统一认识、统一标准、统一方法。然后作标准一致性试验，不合格者不能参与调查。

只要可能，应聘请有经验的流行病学专家进行培训指导，并在校准试验中作为统一标准的参照，以确保标准一致。培训工作一般需要两天，再加上两天作为一致性试验的时间，根据训练检查者的数量和调查所采用的指标数量，也可能需要额外的时间。最好在训练和校准之间安排几天的间隔时间，使检查者有时间吸收、理解调查指标的知识和实践调查的方法。

当只有一个检查者而得不到有经验专家指导时，他应该首先进行练习，选取一组包括各种复杂口腔疾病的 10 个患者进行检查。然后该检查者应确定当他采用这些诊断标准，连续 2 天内，对大约 20 人的同一组疾病检查两次所得到的一致性。这些患者应经过预选，应包括在主要调查中将会遇到的全部病种，通过比较两次检查结果，就能估计出检查者诊断错误的程度和性质。如果差错大，则应进一步复习对标准的解释，再进行校准练习，直到检查中达到满意的一致性。一般认为一致性应达到 85% ~ 90%。

组织检查者进行调查时，对每个检查者本身（检查者本人的重复性）和检查者之间的差别（检查者之间的一致性重复性）都必须进行评价。如缺乏经过训练的可靠的检查者作为参照，每个都应检查相同的 20 名或 20 名以上患者，然后比较结果。发现有较大差异性，应重新检查，通过讨论找出诊断差异。一组检查者采用共同标准达到适当的一致性是非常重要的。如果某些检查者不按要求做检查和记录，并坚持不改正，则应将其从调查组调离。对可能参加检查工作的人来说，在校准试验工作开始前应该懂得，取得标准化检查结果的能力并不一定反映他们的临床水平。

除非所有检查者应用一致标准进行检查，否则就不能客观地反映不同地区、不同人群的患病状况及严重程度，甚至做出错误的估计。由于检查者之间总是存在差异，因此在实际调查中，建议全部检查者都应按相同的比例检查样本中每一主要人群组。

3. Kappa 值的计算

Kappa 统计量的计算公式 Kappa=（PZA-Pe）/（1-Pe）式中 PZA 为实际观察到的一致率，PZA=（实际观察 – 致数）/ 总检查人数，用符号表示可改写为 PZA= $\sum_A$/N，$\sum_A$ 为两次观察结果一致的观察数，Pe 为期望一致率，即两次检查结果由于偶然机会所造成的一致率。简称期望率。

由公式可见，Kappa 值实际为两个差值之比，分子为实际观察到的一致率和可能由于偶然机会造成的期望率之差值，差值越大，说明观察到的一致率远比由于机会造成的期望一致率高，分母为（1- 期望率），若 Kappa 值较大说明一致性较好。实际上 Kappa 值应在 0 ~ 1 之间，若 Kappa 值 =1，说明两次判断的结果完全一致，若 Kappa 值 =0，说明两次判断的结果完全是由于机遇造成，可见 Kappa 值愈大，表明一致程度愈好，一般说来若 Kappa 值 ≥ 0.75，说明已取得相当满意的一致程度，若小于 0.4，说明一致程度不够理想。

结果 Kappa 值 0.4 以下　　　不合格
　　　　 0.41 ~ 0.60　　　中等
　　　　 0.61 ~ 0.80　　　优
　　　　 0.81 ~ 1.0　　　完全可靠

4. 复查

在长期连续的检查过程中，检查者掌握诊断标准可能发生改变。为了检测和改正，以减少这一倾向，推荐进行复查。为此目的建议每一个检查者在主要调查中复查 5% ~ 10%（不少于 25 人）的儿童。要尽可能使检查者不知道他是在作复查，否则会影响复查的进行和质量。大规模的调查最好在调查开始（如标准一致性试验时），调查中途和结束时都安排复查。多数检查者参加调查时，应指定一名有经验的流行病学家在整个调查过程中作为检查标准的参照者。标准者参照者至少应对由某一检查者检查的 25 个调查对象进行复查。

5. 调查器材准备

调查前应将所需的器械准备好，调查过程中应有人专门负责消毒，除所用材料为高压消毒外，其检查器械的消毒，建议在 2% 戊二醛溶液中浸泡 30 分钟，然后以消毒蒸馏水或盐水洗后备用。

调查所用的器械及用品应轻便，一般需要下列器械及用品：平面口镜、镊子、盛消毒溶液的容器、洗手盆（一盆盛清水，一盆盛肥皂水）、擦手纸及肥皂、棉球（去除牙面食物残渣用）、调查表、复写纸、硬的书写板及夹子、削尖的铅笔、橡皮擦和记录指南及检查标准。

6. 感染控制

在调查过程中检查者有责任保证适当的感染控制。当训练检查者时，应强调正确使用口镜和探针完成全部口腔检查而不可使用手指接触口腔组织以避免交叉感染。

推荐使用一次性口罩和手套，戴保护眼镜。每个检查者应有足够的器械以保证其余的检查器械按照消毒液生产厂家的建议时间浸泡。在消毒前对器械的清洗和干燥也十分重要。感染控制和废物的抛弃也应遵循目前国家规定的有关条例、要求和标准。

7. 检查用光

整个调查中尽量使用一致的光源，如果调查的地点都有电，最好使用蓝－白色光的轻便检查灯。使用一般的人工光源（黄红色）则较自然光和正确的人工光源难以发现口腔组织的炎症和改变。如果使用人工光源，检查中都一致使用人工光源。如果检查的地区没有电，则全部都应在自然光下检查。

（二）实施阶段

在做好调查前准备工作，确定调查点之后，即开始进入调查工作实施阶段。

为使调查工作有条不紊地进行，提高工作效率，现场的布置也很重要。现场环境要安静、光源要充足，检查与记录人员对面就座，以便记录者听清楚检查者的指令代号，一般要求用印刷体标记，字体要清楚。安排好检查场所的出入口，尽量减少受检者等候的时间。

调查负责人应掌握全部过程，深入到各调查点了解进展情况，发现问题及时解决，切忌埋头于检查工作而忘了自己的组织管理责任，调查负责人还应把每日的情况作重点扼要的记录，如检查的时间、地点、人数、发现的特殊情况等，这些情况有助于调查资料分析，当每个调查点结束时，还要组织调查员把调查记录仔细检查一遍，发现问题，及时解决。

（三）审核阶段

调查后，应将所得数据及早进行严格核对，坚决剔除一些不完整、不可靠的数据，审核的主要要求是：调查表格中前后相关的事项，必须有合理的一致性，填写的标准和记录符号应统一，表格中所列的项目应全部填写。资料审核应与调查同时进行，边调查边审核。或在调查后立即进行，若有误漏，应及时弥补。忽略这方面的工作将会带来不必要的错误，降低调查结果的完整性和正确性。

三、数据整理和统计

调查工作结束以后，按原设计要求将原始数据按照标准的计算程序进行整理，在无条件使用计算机的地区，可采用手工整理计数方法进行，以便于作数据的整理。

（一）数据整理

把调查数据按一定的标志分组，正确的设计分组才能显示出数据的内部规律性，分组合理与否直接影响结果的分析判断，合理分组就是坚持在同质的原则下，用明确的指标将全部调查数据，按设计好的整理表进行归纳，便可获得所需要的基本数据，供统计分析用。例如龋病的分组一般按年龄、性别、地区、民族等，通过这样的分组方法所整理出来的数据就能反映该地区龋病流行的规律。分组设计取决于调查目的、数据性质和样本含量的大小，分组的标准要明确具体、易于区分。

世界卫生组织对龋病和牙周病流行病调查提出了以下标准年龄分组：19 岁前可按单个年龄或选择年龄分组，如选择 6 岁、9 岁、12 岁、15 岁、17 岁岁分组。以后每 5 岁和每 10 岁再行分组，每 5 岁一组，即 20 岁～、25 岁～、30 岁～，每 10 岁一组，即 35 岁～、45 岁～、55 岁～以及 65 岁以上组。

分组整理也要随时审核数据有无错误。审核数据包括逻辑检查和计算检查，逻辑检查是从数据的相互关系中检查是否合乎逻辑，有无矛盾，计算检查是检查各数字相加是否符合总计，检查无误才能进行统计分析。

（二）数据统计分析

在口腔健康调查中，往往采用抽样研究的方法，而抽样研究就不可避免会产生抽样误差。调查数据的统计就是运用统计方法对调查结果进一步计算，按照相应指标，进行分析对比，辨别其患病率差异是否显著，各种调查数据结果相关性如何，从而掌握口腔疾病流行的规律，阐明人群中的口腔健康状况，为开展口腔保健工作打下基础，可使用电子计算机进行统计分析。

在我国，随着电子计算机的逐渐普及，计算机技术在统计分析的运用已开始受到了越来越广泛的重视，已经成为数据统计分析不可缺少的精确而有效的工具。计算机整理可以借助各种软件，如 Foxbase、FoxPro、dbase Ⅲ 等数据库软件，如 Spss、ASA、Excel、Epiinfo 等应用软件对于口腔健康调查的数据进行统计非常有用。在使用计算机对数据进行统计分析的过程中，一些统计软件不仅能将统计结果快速地运算出来，而且能以统计表与统计图的形式显示出来。这就有利于对调查数据的分析和调查结果的形成。同时，也正因为计算机的使用，口腔健康调查从设计到数据的收集和整理的整个过程中，对规范性的要求也就更为严格。

在正式使用计算机对数据进行统计分析之前，必须学会统计软件的使用方法。使用计算机对数据进行统计分析一般需要专门的统计软件。简单的统计软件也可以自己进行设计。

第一步，用计算机进行数据处理，是在计算机进入统计程序的数据输入准备状态以后，将调查中收集到的原始数据输入计算机，输入的内容只能是各种数据的数字代码。

第二步，将各种原始数据的代号存贮在数据文件中的准备位置（输入计算机）。

第三步，对这些文字符号所代表的变量加以明确说明，将对所有主要变量的解释输入计算机。

第四步，指出遗漏或无效资料的数字代码，并输入计算机。

第五步，计算机执行各种统计指令。从而获得精确的统计分析资料。这方面可参阅有关医学卫生统计书籍。

（三）偏倚的预防和控制

口腔流行病学的研究对象是人群，而人群生活在社会中、具有变异性，这就使得临床口腔流行病学的临床试验比实验室实验难度更大。目前已经证实，在口腔医学临床试验中影响结果真实性的误差有两种，一种是误差，另一种是偏倚。

1. 误差（error）

临床试验中把试验中的原始数据与真实值之差，样本的统计量与相应参数之差统称为误差。误差的分类有多种，粗略地可以分为非随机误差和随机误差两大类。随机误差（random error）是在抽样调查过程中产生的，是抽样研究中固有的，由于机遇所造成，不能避免，它的产生是有一定规律的，可测量其大小，并能通过抽样设计和扩大样本来加以控制。非随机误差可以分为非系统误差和系统误差两种，非系统误差是在试验过程中研究者由于偶然的失误造成的误差，假若它们的值是恒定不变的，或者是遵循着一定的规律变化则称为系统误差。

2. 偏倚（bias）

是指在临床试验中，由于某些非试验因素的干扰所形成的系统误差歪曲了处理因素的真实效果。偏倚与误差有着密切的关系，实际上它是一种系统误差，尽管大小不一定恒定，其方向是恒定的，造成检查结果与实际情况不符。在临床试验设计和研究过程中，存在许多非试验因素，研究者事前并不知道，因而偏倚只能进行控制而不可能完全避免。

偏倚存在于整个口腔医学临床试验过程中，来源复杂，表现多样。从阅读文献到设计阶段，从科研实施到资料整理分析，均应注意偏倚的预防和处理。要取得研究的成功，达到预期的目的，都必须做好临床试验设计，了解临床试验中偏倚的来源，预防和控制临床试验中偏倚的发生。

（1）选择性偏倚：样本人群的选择方法错误时，研究对象的代表性很差，使研究结果与总体人群患病情况之间有误差，这种由于纳入研究对象的方法不正确而产生的偏倚称为选择性偏倚（selection bias）。例如选入试验组和对照组的病例的病情、年龄、性别差异悬殊，影响到两组最后的试验结果。纳入标准和排除标准规定的不明确或不正确都可能产生选择性偏倚。

以口腔医院患者作为研究对象时，其样本构成与人群中同样的病种在患病率、研究因素的发生率方面可能是不同的。这是因为在不同规模、不同层次的口腔医院中，由于其服务对象与服务地区的不同，患者来源不一致；研究者倾向于收治自己专长领域的病例，而其他病例得不到同等程度的重视；患者的就诊情况受到经济条件、地理条件的限制而千差万别。因此，通过口腔医院病例样本得出的研究结论不能代表总体的真实情况。以志愿者为研究对象时，由于其合作程度，或较差的工作生活条件而与非志愿者构成明显差别。从电话簿随机挑选的人群往往只能代表一定的社会经济层次，而不能代表总体。因某种疾病需频繁就医者，可能诱导口腔医师发现该病与其他因素的虚假联系。

研究者本人可能有意识地选择自己喜好的文献，文献中也可能只发表了有利于作者假说的结果。这样，在临床试验设计时除了研究者设想的结果外，其他结果将被忽视。预防这种偏倚的方法是在临床试验设计前全面复习文献。

失诊偏倚又称无应答偏倚（unresponsive bias），无应答偏倚实际就是漏查。在随机抽样时，属于样本人群中的受检查者，由于主观或客观原因未能接受检查，如未接受检查的人数超过抽样人数的30%，结果就可能出现偏倚。防止的办法是在调查前做好组织工作，对受检者做好宣传工作，努力改善调查方式，使受检者积极配合。

（2）测量性偏倚：在试验过程中对研究对象进行观察或测量而造成的偏倚称为测量性偏倚（information bias）。主要来自4个方面。

①因检查器械等造成的偏倚：在龋病、牙周疾病流行病学研究中，各指数的应用是基于临床检查。因此，检查器械不规范，现场工作条件差，如光线不足等，都可造成系统误差。如检查龋病和牙周病时，按WHO要求使用牙周探针与使用临床探针，结果就会不同。不同仪器测出的变量范围、均值可能不同，随机误差的分布不同。除了在实验初期应对之校准以外，在整个研究过程中还要有规律地、反复对所使用的仪器设备进行再校准，弄清其测量误差及使用特点。因此，研究者应该对观察者及其所使用的仪器设备，定期记录，以便发现偏倚时准确查找，做出必要的修正。

②因沾染和干扰引起的偏倚：沾染（contamination）即对照组的患者接受试验组的处理措施，提高了对照组的有效率，其结果是造成了试验组和对照组之间差异缩小的假象。干扰（interference）则是指试验组从试验外接受了对试验因素有效的药物或措施（非处理措施），提高了试验组的有效率，其结果是扩大了试验组和对照组之间的差异。前者缩小了两组的差别，后者则扩大了两组的差别，但都不是真正由于治疗方案造成的差别。预防这种偏倚的方法，仍应从严格执行盲法入手，并严格执行设计方案的规定。

③因调查对象引起的偏倚：在询问疾病的既往史和危险因素时，调查对象常常因时间久远，难以回忆而回答不正确，这种偏倚称回忆偏倚（recall bias）。有时调查对象对询问的问题不愿意真实回答，使结果产生误差，这种偏倚称报告偏倚（reporting bias）。如在调查个人收入情况时，常常得不到真实的回答。调查口腔卫生习惯，没有刷牙习惯的人有时要隐瞒，使记录不属实。防止的办法是设计中尽量避免被调查者回忆很久以前的事，并做好动员解除顾虑。

④因检查和诊断结果的不一致引起的偏倚：由于口腔医师造成的检查结果误差，为检查偏倚（examiner bias）。口腔医师偏倚有两种：一是口腔医师之间偏倚（inter examiner bias），这是由于调查队伍中数名临床口腔医师，当他们对同1名受检者做口腔检查时，由于标准掌握不一致，导致结果有误差；二是口腔医师本身偏倚（intra examiner bias），是由1名口腔医师给1名患者（或健康者）做口腔检查时，前后2次检查结果不一致造成的。

因此，研究者应该了解这些不同的口腔医师，设计严格的操作或测量程序，有规律地对口腔医师进行复查，以保证所有口腔医师均按规定进行观察和测量。

防止口腔医师偏倚的方法是：口腔疾病的诊断标准要明确；调查前要认真培训，对于诊断标准要统一认识；调查前要做标准一致性试验（calibration）。

（3）混杂性偏倚：在分析性或试验性研究中，研究者试图确定某种因素对结局的作用。由于某些非试验因素与试验因素同时并存的作用影响到观察的结果，造成混杂因素的偏倚，简称混杂性偏倚（confounding bias），这种非试验因素称为混杂因素。在口腔医学临床试验中，要获得尽可能相似的两个或多个组进行比较，有时是非常困难的。用可能引起混杂的因素进行配对可减少或控制偏倚，但仍可能有未知的重要变量存在。减少这种未知变量造成偏倚的重要手段之一是真正做到随机。随机可用于试验因子的分配、试验对象的筛选，也可用来减少顺序效应，即受试者随机地分配为先接受一种处理，再接受另一种处理。通过将试验组与对照组配对，或通过分析时的分层，可控制混杂。但应注意在配对和分层时，只能用混杂因素作为控制因素。在某些情况下，为了节约样本含量、节省试验时间等种种原因，研究者可以保留少数偏倚事前未加控制，待统计分析时再作处理。

在研究过程中各种偏倚往往是同时在起作用，表现为混杂因素的干扰，设计时应当采用多种措施进行综合处理。另外，即便是十分完善的临床试验设计，也很难保证研究结果丝毫不受偏倚的影响，因此在做出试验结论时，应当持审慎态度而不能绝对化。

预防和控制偏倚是任何一个口腔医师都必须面对的严肃课题。随机、对照、盲法与足够的样本量是主要的预防和控制偏倚的手段。对口腔医师进行训练，对观察用仪器设备反复校准，正确应用医学统计学方法也是非常重要的。对偏倚的认识和防止也是一个不断深化的过程，对控制偏倚的策略的探讨和交流将有助于提高口腔医学临床试验水平。

第二节 菌斑控制

牙菌斑是引起口腔两大感染性疾病的一龋病，牙周病的始动因子，没有牙菌斑就没有龋病，牙周病。有效控制菌斑是早期防治的关键。要达到菌斑控制的目的，必须了解牙面的不洁状态，掌握菌斑的临床评估方法，评价菌斑控制程度，才能彻底去除菌斑以及准确评价菌斑控制的效果。

一、菌斑显示

口腔卫生与菌斑清除密切相关，漱口、刷牙后可用菌斑染色剂来显示残余菌斑。根据菌斑残余的程度来检测漱口、刷牙的效果。牙面附着的菌斑较薄，颜色与牙齿相似，不用菌斑显示剂染色难以发现。在有效控制菌斑的基本操作方法中，除了刷牙和牙间隙的清洁方法外，菌斑显示剂的应用也包含在内。

菌斑染色液主要是用于指导刷牙方法和评价患者口腔清洁的效果。牙菌斑虽然能用探针等擦过牙面来判断，但对微量附着的菌斑却很容易被忽略，使用菌斑染色液可使微量的菌斑染色而被显示出来，从而使患者达到自我教育，自动使用清洁工具以提高菌斑控制的质量。菌斑显示常用于口腔医师在指导患者口腔卫生时；或作为患者为维护良好口腔卫生时应用。例如患者第一次就诊经过菌斑染色并计算出百分率以后，可让患者亲自观察沉积的菌斑，以后通过医师和患者共同的努力，每次复诊都要复查并记录在案，然后可逐渐观察菌斑控制记录的百分率升降变化，并可让患者亲眼看到菌斑减少后，牙周症状的改善情况，而树立信心。为了有效地控制菌斑，只有在口腔医师和患者的共同努力下才可能实现。

（一）菌斑显示剂的种类、组成及特点

菌斑的主要成分是微生物及其代谢产物所形成的有机质，这些有机质具有染色的功能。菌斑显示剂，通常按外用药物来对待，从保健的角度出发也应确保人体的安全。理想的菌斑显示剂应具备如下要求：菌斑着色容易、色调鲜明，染色度强，与口腔组织的颜色容易区别。在自然条件下容易脱色；无异味；对面部组织和衣物不染色；对口腔黏膜无刺激性、无致癌性；有防腐性或杀菌性。

在室内光线或无阳光的情况下，菌斑被染出的颜色，能与牙齿和口腔软组织的颜色有明显区别；根据菌斑的形成过程，微生物的含量及其代谢活性，能够显示不同的颜色。目前，常应用的菌斑显示剂的性质，均未能完全达到上述要求。使用目前一些常用菌斑显示剂有利于口腔疾病防治工作的开展。为便于选择，必须对它的特征、适应证及使用方法应有了解。

（二）常用菌斑显示剂

1. Skinnet′s 染色剂

结晶碘（iodine crystals）3.3 g，碘化钾（potassium iodine）1 g，碘化锌（zinc iodide）1 g，蒸馏水16 mL，甘油 16 mL 配制而成。

染色性非常好，呈墨黑色，在短期内可自然脱色。但是对黏膜刺激性强，具有特殊的不适味道，同时染色性较差近来应用较少，目前应用碱性品红者较多。

2. Skinnet 氏染色剂

结晶碘 3.3 g，碘化钾 1 g，碘化锌 1 g，甘油 16 mL，蒸馏水 16 mL。或：碘化钾 1.6 g，结晶碘 1.6 g，水 13.4 mL，甘油加至 30.0 mL。

染色性欠佳，带黄褐色染色，极短时间内可脱色。对黏膜刺激强，有不快味道。

3. 0.5% 碱性品红液

碱性品红 15 g，酒精 100 mL，蒸馏水 1 000 mL，加热至 60 ~ 70℃溶解。

染色性很好，呈紫红色，浓染，染色 1 小时后也不容易脱色。但是对黏膜刺激强，有不适味道。

4. 市售菌斑显示剂产品，包括藻红片

染色性：较好，淡红染色，缓慢自然脱色。味欠佳，几乎无刺激。双染色菌斑染色液染色性较好，陈旧菌斑染成蓝色，新菌斑染成红色，自然脱色，有不适感，几乎无刺激。

5. 荧光菌斑染色剂

成分主要为荧光素钠，在特殊蓝色光线照射下菌斑显出黄色，日光下不显色。

（三）显示剂的使用方法

菌斑显示剂的类型有液剂和片剂之分。使用液剂时，可用棉球涂布，或稀释后含漱染色。使用片剂时，在口内嚼碎与唾液充分混匀，用舌涂布于牙面，反复活动 30 秒。显示剂在使用前需漱口，用药后再漱口或冲洗，无菌斑附着部位的染色被洗掉，有菌斑附着的区域则呈现一定染色。在使用中，个别人可能对显示剂中某些成分有过敏反应，故使用前注意询问过敏史。

二、机械性措施

刷牙或使用牙线、牙签、洁治等机械方法是去除牙菌斑、清洁牙、保持口腔卫生的重要措施。一般漱口大多是利用水在口内流动的冲击力去除滞留的食物残屑，能暂时减少口腔微生物的数量，使口腔保持清新，但漱口的力量不足以去除菌斑。

（一）刷牙

刷牙是每个人日常的自我口腔保健措施，是机械去除菌斑和软垢最常用的有效方法。刷牙还能起到按摩牙龈、增进牙龈组织的血液循环、促进龈上皮角化的作用，从而提高牙龈对有害刺激因子的抵抗力，增强牙周组织的防御能力，维护牙龈健康。很多研究提示，每天坚持正确方法刷牙，可减少龈炎的发生。国内有实验表明，儿童在停止刷牙后 7 天即发生了龈炎，说明刷牙是预防牙周病的有效口腔卫生措施。刷牙虽然是维护口腔卫生的有效方法，但有报道单纯的刷牙平均只能清除 50% 左右的菌斑，难以消除邻面菌斑。因此，除了刷牙外，还需要采用一些特殊的牙间清洁器，如牙线、牙签、牙间刷等去除牙间隙的菌斑。

（二）牙线

牙线可用棉、麻、丝、尼龙或涤纶制成，不宜过粗或太细。有含蜡或不含蜡，也有含香料或含氟牙线。含蜡牙线一般用来去除牙间隙的食物残渣和软垢，但不容易去净菌斑。不含蜡牙线上有细小纤维与牙面接触，有利于去除牙菌斑。也有研究表明，含蜡和不含蜡牙线在去除菌斑方面没有显著性差异。牙周病患者使用牙线之前，应首先进行龈上洁治和根面平整，如邻面充填体有悬突存在应磨光，使之与牙齿的解剖外形一致，以免钩住牙线使牙线磨损而容易拉断。牙线的使用方法如下：取一段长 20 ~ 25 cm 的牙线，将线的两端合拢打结形成一个线圈。或取一段 30 ~ 40 cm 长的牙线，将其两端各绕在左右手的中指上。清洁右上后牙时，用右手拇指及左手食指掌面绷紧牙线，然后将牙线通过接触点，拇指在牙的颊侧协助将面颊牵开。清洁左上后牙时转为左手拇指及右手食指执线，方法同上。清洁所有下牙时可由两手食指执线，将牙线轻轻通过接触点。两指间牙线长度为 1 ~ 1.5 cm。牙线通过接触点，手指轻轻加力，使牙线到达接触点以下的牙面并进入龈沟底以清洁龈沟区。应注意不要用力过大以免损伤牙周组织。如果接触点较紧不容易通过，可牵动牙线在接触点以上做水平向拉锯式动作，逐渐通过接触点。将牙线贴紧牙颈部牙面并包绕牙面，使牙线与牙面接触面积较大，然后上下牵动，刮除邻面菌斑及软垢。每一个牙面要上下剔刮 4 ~ 6 次，直至牙面清洁为止。再以上述同样的方法进行另一个牙面的清洁。依上法进入相邻牙间隙逐个将全口牙齿的邻面菌斑彻底刮除。注意勿遗漏最后一个牙的远中面，且每处理完一个区段的牙后，以清水漱口，漱去被刮下的菌斑。如果手指执线不便，可用持线柄（floss holder）固定牙线后，通过接触点，清洁邻面。

（三）牙签

在牙龈乳头退缩或牙周治疗后牙间隙增大时，可用牙签来清洁邻面和根分叉区。常用的牙签有木质和塑料的。木质牙签要有足够的硬度和韧性，避免折断；表面要光滑，没有毛刺，以免刺伤牙龈；横断面以扁圆形或三角形为佳。塑料牙签则根据牙间隙和龈乳头的解剖形态，设计成匕首形，尖端和刀口圆钝且薄，易于进入牙间隙。

使用方法时将牙签以 45° 角进入牙间隙，牙签尖端指向殆面，侧面紧贴邻面牙颈部，向殆方剔起或做颊舌向穿刺动作，清除邻面菌斑和嵌塞的食物，磨光牙面，然后漱口。

使用中要注意勿将牙签压入健康的牙龈乳头区，以免形成人为的牙间隙。使用牙签时动作要轻，以防损伤龈乳头或刺伤龈沟底，破坏上皮附着。

（四）牙间刷及橡胶按摩器

牙间刷适用于龈乳头丧失的邻间区，以及暴露的根分叉区和排列不整齐的牙邻面。特别是对去除颈部和根面上附着的菌斑比牙线和牙签更有效，使用起来比牙线方便。牙间刷分刷毛和持柄两部分。刷毛插在持柄上，可经常更换。持柄、刷毛形状大小不等，刷毛有瓶刷式和锥形的单撮毛式。橡胶按摩器由锥体橡胶及金属或塑料柄构成，或将锥体形橡胶装置在牙刷柄的末端则使用更加方便。橡胶按摩器的主要作用是按摩牙龈，增强血液循环和上皮组织的角化程度，同时可通过橡胶的机械作用去除邻面颈部的牙菌斑，以维护牙周组织的健康、使用时将橡胶末端置入牙间隙按摩牙龈组织，并去除龈沟及邻面菌斑。

（五）龈上洁治术和根面平整术

属于由专业人员进行操作的非手术治疗范畴。由专业人员用机械方法帮助去除菌斑、白垢、牙石等局部刺激因子，恢复牙周组织健康。

三、药物及化学方法

在机械性方法控制菌斑的基础上，配合药物可有效地控制菌斑，达到预防和治疗牙周病的目的。药物必须依靠一些载体，如含漱剂、牙膏、口香糖、牙周袋冲洗液、缓释装置等才能被传递到牙周局部，起到控制菌斑的作用。

作为控制菌斑的药物应具有以下特点：

（1）能杀灭菌斑微生物或防止其生长繁殖，对特异性致病菌有效。

（2）性质稳定，不受口腔和菌斑中其他成分的影响。

（3）快速杀灭微生物，不引起细菌的耐药性。

（4）对口腔组织和全身均无有害副作用或副作用少，不引起机体的变态反应。

下面介绍几种常用的控制菌斑药物。

（一）氯己定

氯己定又称洗必泰（hibitane），化学名称为双氯苯双胍己烷，系二价阳离子表面活性剂，常以葡萄糖酸洗必泰（chlorhexidine gluconate）的形式使用。

洗必泰抗菌斑的作用机制是：

（1）减少了唾液中能吸附到牙面上的细菌数：洗必泰吸附到细菌表面，与细菌细胞壁的阴离子作用，增加了细胞壁的通透性，从而使洗必泰容易进入细胞内，使胞质沉淀而杀灭细菌，因此吸附到牙面上的细菌数减少。

（2）洗必泰与唾液酸性糖蛋白的酸性基团结合，从而封闭唾液糖蛋白的酸性基团，使唾液糖蛋白对牙面的吸附能力减弱，抑制获得性膜和菌斑的形成。

（3）洗必泰与牙面釉质结合，覆盖了牙面，因而阻碍了唾液细菌对牙面的吸附。

（4）洗必泰与 Ca^{2+} 竞争，而取代 Ca^{2+} 与唾液中凝集细菌的酸性凝集因子作用，并使之沉淀，从而改变了菌斑细菌的内聚力，抑制了细菌的聚积和对牙面的吸附。

洗必泰主要用于局部含漱，涂擦和冲洗，也可用含洗必泰的凝胶或牙膏刷牙以及用洗必泰涂料封闭窝沟。

洗必泰能较好地抑制龈上菌斑形成和控制龈炎。使用 0.12% 或 0.2% 洗必泰液含漱，每天 2 次，每次 10 mL，每次 1 分钟，可抑制菌斑形成达 45% ~ 61%，龈炎可减少 27% ~ 67%。

洗必泰的副作用表现在：

（1）使牙、修复体或舌背上发生染色，特别是树脂类修复体的周围和牙面龈 1/3 处，呈棕黄色；染色沉积在牙表面，不透入牙内，可通过打磨、刷牙或其他机械方法去除。

（2）洗必泰味苦，必须在其中加入调味剂。

（3）对口腔黏膜有轻度的刺激作用。很多实验表明洗必泰对人和动物毒性很低，口腔局部使用是安全的。除了抗菌斑与龈炎外，还可用于口内手术之后，用于预防根面龋及作为龈下冲洗剂。与氟化亚锡一起使用时，应在用洗必泰液含漱后 0.5 ~ 1 小时再用氟化物，以防止作用相互抵消。

（二）甲硝唑

甲硝唑（metronidazole）又称为灭滴灵，属抗厌氧菌感染药，属抗厌氧菌感染药，对牙周病致病菌有明显的抑制和杀灭作用。它是一种有效地控制菌斑的药物，当甲硝唑含漱液在口腔中浓度达 0.025 mg% 时，即能抑制牙周常见厌氧菌，当达到 3.125 mg% 时，放线菌也被抑制。每日含漱灭滴灵 2 ~ 3 次，对防治龈炎、牙龈出血、口臭、牙周炎均有良好效果，还对口腔滴虫阿米巴原虫感染有抑制作用，且对口腔黏膜无刺激反应。此外，甲硝唑的缓释药物或控释系统也已研制成功，大大提高了局部用药对牙周病的治疗效果。

该药部分自唾液排泄，故口服后不但在血清中有效，而且在唾液中也有效。如果长期服用，应注意观察可能出现的一些副作用。

（三）替硝唑

替硝唑（tinidazole）为甲硝唑的同类药物，二者具有相似的抗菌谱，但化学结构稍有不同，故抗厌氧菌活性增强，半衰期延长，不良反应减少。有实验表明在用替硝唑含片治疗成人牙周炎时，其抑制革兰阳性厌氧菌作用强于甲硝唑。

（四）抗生素

局部和全身应用抗生素能不同程度地控制菌斑、消除炎症，可用于牙周病的治疗，以及辅助牙周病的预防。四环素是治疗牙周炎最常用的抗生素，特别对局限性青少年牙周炎的疗效超过单独外科治疗。口服四环素后，龈沟液中四环素的浓度是血液中的 2 ~ 10 倍。对革兰阳性及革兰阴性细菌、螺旋体、牙龈类杆菌、产黑色素类杆菌等均有抑制作用。四环素、二甲胺四环素能抑制牙周袋内螺旋体的生长，结合机械性措施能提高疗效。四环素还可通过抑制中性白细胞胶原酶来抑制结缔组织破坏。

强力霉素对伴放线杆菌有特殊的抑制效果，因此可供选做预防和治疗青少年牙周炎的药，它对组织的穿透力较强，半衰期较长，所以用药剂量较小，该药还能控制牙周炎的活动期。

螺旋霉素对革兰阳性菌的抑制力较强，对革兰阴性菌也有一定的抑制作用。能有效地控制变链菌、黏性放线菌、产黑色素类杆菌及螺旋体。药理检验表明，服药后龈沟液中浓度较血液中浓度高 10 倍。

5% 卡那霉素糊剂局部涂擦可减少菌斑的堆积。此外，青霉素、万古霉素对龈下菌斑也有抑制作用。

虽然某些抗生素对牙周病的治疗有较好的疗效，但使用抗生素作为控制菌斑预防牙周病的方法是不适宜的。长期使用可抑制口腔中正常菌群而导致菌群失调，并且可能产生耐药菌株。此外，还有药物交互作用的问题。

（五）其他药物

1. 酚类化合物又称香油精（essential oils）

主要为麝香草酚、樟脑酚和甲基水杨酸盐混合而成的抗菌斑制剂，商品名为 Listerine（26.9% 酒精，pH 值 5.0）。主要用作漱口剂，每天 2 次，可快速渗透牙菌斑的生物膜，发挥杀死细菌的功效，有研究报道可减少菌斑量及降低龈炎指数平均 35%。

2. 季铵化合物系一组阳离子表面活性剂

能杀灭革兰阳性和革兰阴性细菌，特别对革兰阳性菌有较强的杀灭作用，其机制是与细胞膜作用而影响其渗透性，最终细胞内容物丧失。季铵化合物主要包括氯化苄乙氧铵（benzethonium chloride）和氯化十六烷基吡啶（cetylpyridine chloride）。一般以 0.05% 的浓度作为漱口剂，可抑制菌斑的形成和龈炎的发生。长期使用可能出现牙染色、烧灼感或促进牙结石的形成等副作用。该制剂在口腔内很快被清除，故不能保持疗效。

3. 血根碱（sanguinaria）

是从血根属植物（如美洲血根草根、白屈菜全草等）中提出的生物碱，具有抗菌斑和抗龈炎作用，常含于漱口剂及牙膏中使用，其中含 0.03% 氯化血根碱和 0.2% 氯化锌。使用这种牙膏和含漱剂与对照组比较两者在控制菌斑、龈炎和牙龈探诊出血方面均有显著性差异。

4. 氟化亚锡（SnF_2）

氟化亚锡牙膏临床试验结果表明减少龈炎 14.6% ~ 18.8%，牙龈出血 18.6% ~ 20.5%，其作用机制为抑制细菌黏附、生长和碳水化合物代谢，明显减少细菌生长，干扰菌斑代谢过程，降低菌斑毒力。微生物学研究证实，氟化亚锡还与根面反应，减少牙本质过敏。氟化亚锡是活性较高的抗菌剂，锡离子进入细菌细胞并滞留，从而影响细胞的生长和代谢，因此能抑制菌斑形成。用 1.64% 的氟化亚锡做龈下冲洗，能抑制龈下菌斑，并能延缓牙周再感染。用 0.4% 氟化亚锡凝胶涂刷牙面，也可抑制菌斑形成。氟化亚锡漱口液浓度为 0.1%，牙膏浓度为 0.45%。

5. 三氯羟苯醚（triclosan）

又叫三氯生，是一种广谱抗菌剂。能有效抑制多种革兰阳性与阴性细菌。许多国家作为抗菌剂用于日用卫生品，医院里用作皮肤抗菌剂。口腔用于牙膏，漱口液具有广谱抗菌活性。在抑制浓度（0.1 ~ 1.0 μg/mL）可阻止细菌对必需氨基酸的摄取，杀菌浓度（0.3 ~ 5.0 μg/mL）则可使细菌浆膜结构破坏，细胞内容物外漏。其抗微生物的主要作用部位是细菌的胞浆膜。三氯羟苯醚加入共聚体（聚乙烯甲醚顺丁烯二酸，PVM/MA，商品名为 Gan-trez）可使牙釉质和颊黏膜摄取更多的三氯羟苯醚，增加其在牙菌斑、唾液、釉质及口腔软组织的滞留，增加有效的抗菌浓度与抗菌活性，更有效地减少菌斑形成。共聚体还是理想的抗牙石制剂，可抑制晶体的生长率，但不侵蚀或损伤釉质面，主要是局部作用，而不产生全身性吸收的影响。

牙周病是牙周组织局部的感染，因此多主张局部用药，使药物直接到达病变部位而达到预防和治疗目的。因此，上述药物一般做局部涂擦，含于牙膏中作局部刷洗，含于漱口液中做含漱用以及龈下冲洗。但药物在局部的停留时间较短，不能发挥长效作用。利用控释系统将含有药物的控释装置置于牙周袋中，可使药物的抑菌效果持续较长时间。

四、控制相关因素

去除与牙周病关系密切的不良因素，是预防牙周病不可缺少的有效措施。

（一）改善食物嵌塞

由于引起食物嵌塞的原因是多方面的，因此只有明确造成食物嵌塞的原因，才能采取相应的方法，及时矫治食物嵌塞。用选磨法矫治部分垂直食物嵌塞。对于牙面的重度磨损或不均匀磨损，可通过选磨法重建食物溢出沟，恢复牙的生理外形，调整边缘嵴，恢复外展隙，来防止食物嵌塞，也可重新制作引起食物嵌塞的修复体，并矫治牙列不齐等。对于水平食物嵌塞，可考虑做食物嵌塞矫治器，或用牙线、牙签剔除嵌塞的食物。

（二）调𬌗

创伤𬌗虽然不是引起牙周炎的直接原因，但它能加重和加速牙周炎的破坏进程，妨碍牙周组织的修复。调𬌗是通过磨改牙外形、牙体和牙列修复、正畸方法使牙移动、正颌外科手术以至拔牙等，消除早接触，消除𬌗干扰，建立起有利于牙周组织的功能性咬合关系，减少对牙周组织的创伤，促进牙周组织的修复和症状及功能的改善。调𬌗一般适用于那些因𬌗干扰或早接触引起了咬合创伤而发生病理改变的患者。调𬌗一般在控制了龈炎和牙周炎之后进行。因为在炎症期有些牙有移位，待炎症消退后，患牙又有轻度的复位，此时调𬌗更准确些。

（三）破除不良习惯

吸烟对牙周健康的影响是一个普遍问题，应引起广泛关注。如广泛宣传戒烟，改革烟草生产工艺，减少烟气中的有害成分；加强口腔卫生保健措施，改善吸烟者的口腔卫生状况，减少和消除吸烟对牙周组织造成的危害。有试验表明，在口腔健康教育中加入戒烟内容是减少患者吸烟、保护牙周健康的有效辅助措施。

对有磨牙症的患者要除去引起磨牙症的致病因素，制作殆垫矫治顽固性磨牙症，并定期复查。

（四）预防、矫治牙殆畸形

牙殆畸形可造成菌斑滞留，咬合力不平衡，导致牙周组织损伤的发生和发展。因此，对牙殆畸形进行预防和矫治是治疗及预防牙周病所必要的手段。预防牙殆畸形包括：

（1）宣传教育，提高母亲的预防意识。

（2）给予儿童有利于颌面部组织正常生长发育的食物。

（3）预防和治疗龋病，保持乳牙牙体完整。

（4）及时处理乳恒牙替换障碍。

（5）处理多生牙、先天缺牙。

（6）及时纠正口腔不良习惯。矫治已经发生的各种牙殆畸形，如牙错位、牙列拥挤、反殆、深覆殆、锁殆等。

在正畸治疗中应注意：

（1）设计和用力要恰当，避免对牙周造成创伤。

（2）矫治器位置安置适当，以免损伤牙龈。

（3）随时观察矫治牙的动度，如出现咬合创伤，立即纠正。

（4）矫治过程中实施严格的菌斑控制措施，以减少牙周病的发生。

（五）制作良好的修复体

制作精良合理的修复体及令其重新产生的功能性刺激是维持牙周健康必不可少的基础。为了增进牙周的健康，在修复体制作过程中应注意：固定修复体的边缘应放在适当的位置；修复体的邻接面和殆面应有良好的外形和接触点，避免食物嵌塞；桥体、卡环、基托的设计制作要尽可能减少菌斑和食物残渣的堆积，便于自洁。

在修复牙体缺损时，牙邻面的银汞合金或复合树脂充填物悬突粗糙不平，容易沉积菌斑。同时充填物悬突还压迫牙龈，刺激牙龈，引起龈炎症，并可进一步造成牙周组织损伤。因此，可用金刚石针磨除充填物悬突，然后用细砂纸磨光邻面，注意恢复接触点，避免引起食物嵌塞。必要时去除充填物重新充填。

（六）提高宿主抵抗力

全身因素关系到牙周组织对局部刺激因素的反应，影响着牙周组织破坏的严重程度和修复能力。因此，牙周病的预防不仅要消除和控制局部刺激因素，还需要提高机体的抵抗力。积极治疗和控制与牙周病发生有关的全身性疾病，如内分泌紊乱、糖尿病、营养代谢性疾病、血液病及遗传性疾病。

合理的营养可促进牙周结缔组织的代谢和生理性修复。因此，经常补充富含蛋白质，维生素 A、维生素 D、维生素 C 及钙和磷的营养物质，可增强牙周组织对致病因子的抵抗力和免疫力。

加强对高危人群的监测。青春期和妊娠期是牙周病特别是龈炎发生的高危期，除了积极调整内分泌平衡外，特别要注意对高危人群的专业性口腔卫生护理，定期口腔检查，进行常规的牙周冲洗和洁治。同时加强个人及家庭口腔卫生护理，免于细菌及其毒性产物对牙龈组织的侵袭。

牙周病是一种慢性感染疾病，为了保证治疗后牙周组织快速恢复健康，并防止复发，治疗后的维护和牙周病的预防同样重要。最好的牙周维护治疗期为每 3 个月 1 次。一般在牙周治疗完成后 3 个月即开始复查，详细了解患者的全身情况和牙周局部状况，有无新的问题发生；仔细检查龈组织的情况、龈沟深度、有无牙龈出血、骨质的修复动态、牙松动度、菌斑控制情况。有目的地针对具体情况进行口腔卫生指导，要求患者继续进行个人口腔卫生护理，彻底消除牙菌斑，定期做龈上洁治和根面平整，消除菌斑和牙石，维持健康、清洁的口腔生态环境，使愈合或正在愈合的牙周组织免受细菌斑的再侵袭，防止牙周附着再丧失，使受损的牙周组织长期处于健康状态。

综上所述，牙周病的预防必须采取自我口腔保健与专业性防治相结合的综合性措施，才能消除引起牙周病的始动因子——菌斑微生物及其毒性物质，控制其他局部因素对牙周组织的影响，提高宿主的抗病能力，降低牙周组织对疾病的易感性。

第三节 龋病的预防措施

一、氟化物的局部应用

氟化物的局部应用是采用不同的方法将氟化物直接用于牙齿表面，其方法通常分为个人使用和专业人员应用。可以个人使用的氟化物制剂含氟浓度较低，也比较安全，包括：含氟牙膏、含氟漱口水等。需要专业人员应用的氟化物局部应用方法包括局部涂氟和使用含氟涂料、含氟凝胶及含氟泡沫等。氟化物的局部应用范围较广，既适用于未实施全身用氟的低氟区或适氟地区，也可与全身用氟联合使用，以增强氟化物防龋效果。氟化物的局部应用适于平滑面龋较多的人群，尤其多用于儿童和青少年。氟化物的局部应用一般能降低龋齿的发病率20% ~ 40%，特别对平滑面龋齿的预防效果更明显。

（一）局部涂氟

1. 适应证

（1）牙冠大部分萌出的乳牙和年轻恒牙。

（2）乳磨牙、年轻恒磨牙的咬合面及颊舌面窝沟。

（3）乳牙融合牙的融合沟。

（4）龋齿易感人群。

2. 禁忌证

（1）高氟地区、氟斑牙流行地区。

（2）已发生龋齿或牙髓炎的牙齿。

3. 常用产品

（1）2% 氟化钠（NaF）溶液（氟离子浓度：9 200 mg/L）。

（2）8% ~ 10% 氟化亚锡（SnF_2）溶液（氟离子浓度：19 500 ~ 24 300 mg/L）。

（3）1.23% 酸性磷酸氟（APF）溶液（氟离子浓度：12 300 mg/L）。

（4）38% 的氟化氨银溶液［（NH_3）$_2$F］（氟离子浓度：45 000 mg/L）。

4. 操作步骤

（1）清洁牙面（邻面使用牙线清洁）、棉球隔湿、吹干。

（2）用棉球蘸所选的氟化药物溶液反复涂布3 ~ 4分钟。

（3）取出隔湿棉球，30分钟内不漱口、不进食。

（4）2% 氟化钠溶液每周涂布一次，连续四次为一个疗程。学龄儿童每两年一个疗程，直至恒牙全部萌出；其他氟化物溶液每半年涂布一次。

5. 注意事项

（1）涂药的整个过程中注意隔湿。

（2）涂药前一定要清洁好牙齿。

（3）氟化亚锡溶液味苦涩，有金属味道，对牙龈有刺激作用，还可使牙齿变色，因此，常难被儿童接受。

（4）氟化氨银溶液易致牙面着色，故不用于恒前牙。

（5）操作时药液不宜过多，注意不要将药液涂到牙龈或口腔黏膜上。

（6）对窝沟较深的牙齿，可在涂布的基础上实施窝沟封闭术。

6. 质量控制

（1）为了取得更好的效果，一般恒牙刚萌出后2 ~ 3年内容易患龋，因此，从乳前牙萌出（1岁）到第二恒磨牙萌出（13岁）这段时期，每6个月一次，每年两次，对口腔内已萌出的牙进行涂布。

（2）要掌握涂布含氟溶液的使用量，氟化物溶液的急性中毒剂量因使用对象的年龄而异，酸性磷酸氟的成人中毒剂量约 12.5 mL（250 mg NaF），1 ～ 12 岁儿童则为成人剂量的 1/3 ～ 1/2。因此，涂布时要特别注意使用量，成人全口涂布用药量必须为 2 mL 以内，通常 1 mL 为宜。

（3）发现龋齿进一步发展，形成龋洞，应行龋齿充填术。

（4）局部涂氟需要专业人员在诊室或有条件的社区口腔卫生服务中实施。

（二）含氟涂料

1. 适应证

（1）易患龋的儿童青少年。

（2）预防正畸患者龋和老年人根面龋。

（3）牙本质敏感。

2. 禁忌证

（1）有牙龈炎、口腔溃疡的患者。

（2）支气管哮喘患者。

3. 常用产品

（1）Duraphat（氟离子浓度：22 600 mg/L）。

（2）Fluor Protector（氟离子浓度：1 000 mg/L）。

4. 操作步骤

（1）牙刷彻底清洁牙面。

（2）棉纱卷隔湿。

（3）棉球或气枪吹干牙面。

（4）用小刷子或棉签将 0.3 ～ 0.5 mL 涂料直接涂抹于牙面上，并可借助牙线将涂料带到邻面。

（5）张口 1 分钟。

（6）1 小时之内不进食，当晚不刷牙，以保证涂料与牙面的最长时间接触，不脱掉。

（7）一般推荐每隔 6 个月涂布一次。

5. 注意事项

（1）涂布之后，涂料可以在几分钟之内在口腔内的潮湿环境中凝固，涂膜一般可以保持 24 ～ 48 小时。

（2）含氟涂料所需剂量小，操作时间短暂，很快凝固，因此，尽管含有的氟化物浓度很高，也减少了吞咽的危险，很少发生呕吐。

（3）在使用产品之前，详细阅读产品说明书，并按照说明书的指示操作。

6. 质量控制

（1）每半年复查一次，并加强氟化物涂布一次。

（2）发现龋齿进一步发展，形成龋洞，应行龋齿充填术。

（3）含氟涂料需要专业人员实施。

（三）含氟凝胶

1. 适应证

（1）龋齿高度易感人群。

（2）猖獗龋、根面龋患者。

（3）牙本质敏感。

（4）戴矫治器的正畸患者。

（5）准备接受头颈部放射治疗的患者。

（6）患口干综合征的患者。

2. 常用产品

（1）1.23% 酸性磷酸氟（APF）凝胶（氟离子浓度：12 300 mg/L）。

（2）2% 中性氟化钠（NaF）凝胶（氟离子浓度：93 400 mg/L）。

3. 操作步骤

（1）用磨光糊剂和橡皮杯清洁牙面，用牙线清洁牙邻面。

（2）用大小适宜的泡沫塑料托盘装入适量含氟凝胶（2 ~ 3 mL），压入上下牙列，轻轻咬动后固定4分钟，然后取出托盘。

（3）操作过程中始终使用排唾器。

（4）拭去黏附在牙面上和牙间隙里的凝胶。

（5）30分钟内禁食、禁水、不漱口、不吞咽口水。

（6）第一年每三个月应用一次，随后每半年应用一次。

（7）应用氟凝胶过程中，专业人员不得离开患者。

4. 注意事项

（1）选择合适的托盘，托盘的大小应适合牙列，能覆盖全部牙齿，有足够的深度覆盖到牙颈部的黏膜。

（2）托盘内的凝胶要适量，做到既能覆盖全部牙齿，又避免凝胶过多使患者感到明显不适或被咽下，一次不超过4 mL。

（3）患者应保持垂直体位，头部略前倾以避免上颌托盘内的凝胶流出刺激咽部，同时使用排唾器。

5. 质量控制

（1）含氟凝胶成本较高，不宜成为群体防龋的一项公共卫生措施。

（2）含氟凝胶必须由专业人员在医院和诊所中使用。如果用于学校高危人群，必须在口腔医师的监督指导下，由经过培训的卫生人员操作。

（四）含氟泡沫

1. 适应证

（1）预防儿童龋齿。

（2）预防老年人根面龋。

（3）戴矫治器的患者。

（4）准备接受头颈部放射治疗的患者。

（5）患口干综合征的患者。

2. 常用产品

23% 酸性磷酸氟（APF）泡沫（氟离子浓度：12 300 mg/L）。

3. 操作步骤

（1）用磨光糊剂和橡皮杯清洁牙面，用牙线清洁牙齿邻面。

（2）用大小适宜的泡沫塑料托盘装入适量含氟泡沫，压入上下牙列，轻轻咬动后固定4分钟，然后取出托盘。

（3）拭去黏附在牙面上和牙间隙里的泡沫；每半年应用一次。

4. 注意事项

（1）选择合适的托盘，托盘的大小应适合牙列，能覆盖全部牙齿，有足够的深度覆盖到牙颈部的黏膜。

（2）托盘内的泡沫要适量，通常1 mL；患者应保持垂直体位，头部略前倾。

（3）可以不使用排唾器。

（4）患者应用含氟泡沫之后30分钟内不漱口、不进食、不吞咽口水。

（5）应用含氟泡沫过程中，专业人员不得离开患者。

5. 质量控制

（1）含氟泡沫与含氟凝胶相比，减少了每次氟化物的用量，而且不需要吸唾装置就可以减少口内氟化物的滞留量，避免了儿童摄入过量氟化物的危险，因此，逐渐替代了含氟凝胶。

（2）含氟泡沫必须由专业人员在医院和诊所中使用。如果用于学校高危人群，必须在口腔医师的监督指导下，由经过培训的卫生人员操作。

（五）氟水漱口

1. 适宜年龄、浓度、用量和频率

（1）5～6岁儿童

① 0.05% 氟化钠（NaF）漱口液：每日 1 次，每次 5 mL，每次含漱 1 分钟。

② 0.2% 氟化钠（NaF）漱口液：每周一次，每次 5 mL，每次含漱 1 分钟。

（2）6岁以上

① 0.05% 氟化钠（NaF）漱口液：每日 1 次，每次 10 mL，每次含漱 1 分钟。

② 0.2% 氟化钠（NaF）漱口液：每周 1 次，每次 10 mL，每次含漱 1 分钟。

2. 操作步骤

（1）漱口液的配制：氟水漱口液要有专人配制，搅拌要彻底，避免沉淀。浓度要准确以保证安全、有效。

（2）项目前训练：在项目开始前，要对儿童进行训练。方法是用自来水进行漱口模拟训练，即用 5 mL 自来水嘱儿童漱口 1 分钟，然后将口腔里的水吐净，避免咽下。项目前训练要反复进行 5 次，在确保儿童具有控制吞咽能力的情况下，才能开始用氟水漱口。

（3）漱口液的发放：漱口液的发放要有专人负责（老师或校医），计量要准确，每个儿童要有自己的小口杯。

（4）漱口时要鼓动两颊以保证漱口液能接触所有牙面。漱口时间为 1 分钟。漱口完毕要将漱口液吐净，吐到自己的小口杯里。嘱 30 分钟内不进食、不漱口。整个过程要有专人（老师或校医）监督，并使用定时钟以确保时间。

（5）收拾漱口杯：若统一使用一次性的口杯可由值日生收集，若同学自备口杯，可在课间各自冲洗后收起来。

3. 注意事项

在有条件的情况下，可选用厂家生产的小包装（5 mL 或 10 mL）的氟水漱口液，以保证浓度和量的准确性，使用起来简便易行且省时间。

4. 质量控制

（1）氟水漱口可以是个人应用的氟化物局部应用措施，但用于学龄儿童时，仍需要有家长的监督。

（2）学校口腔卫生服务项目中常采用氟水漱口措施预防龋齿，对于低年级学生，需要有老师的监督。

二、窝沟封闭

窝沟封闭又称点隙裂沟封闭（pit and fissure sealant），是指不去除牙体组织，用一种黏结性树脂材料涂布在牙冠咬合面、颊舌面点隙裂沟，保护牙釉质不受细菌及代谢产物侵蚀，达到预防龋病发生的一种有效防龋方法。窝沟封闭使用的黏结性树脂材料称为窝沟封闭剂。当牙面的窝沟被封闭之后，原存于窝沟中的细菌的营养来源被断绝，新的细菌也不能进入，一方面起到了预防龋病发生的作用，另一方面也能阻止已存在的早期龋损继续发展。窝沟封闭在提供有效、高质量的龋病预防措施中起到了非常重要的作用。

（一）窝沟封闭的适应证与非适应证

1. 窝沟封闭的适应证

（1）窝沟深，特别是可以插入或卡住探针的（包括可疑龋）。

（2）口腔内其他牙，特别对侧同名牙患龋或有患龋倾向。

（3）乳牙龋病患病程度重的儿童，恒牙萌出时首先考虑窝沟封闭。

牙萌出后达到殆平面即适宜做窝沟封闭，一般是萌出后 4 年之内。乳磨牙在 3～4 岁，第一恒磨牙在 6～7 岁，第二恒磨牙在 11～13 岁为最适宜封闭的年龄。釉质发育不全，窝沟点隙有早期龋损，殆面有充填物但存在未做封闭的窝沟，可根据具体情况决定是否作封闭。总之，封闭的最佳时机是牙齿完全萌出，龋齿尚未发生的时候。

2. 窝沟封闭的非适应证

（1）殆面无深的点隙沟裂、自洁作用较好。

（2）患者不合作，不能配合正常操作。

（3）牙齿尚未完全萌出，被部分牙龈覆盖。

（二）窝沟封闭的操作方法与步骤

窝沟封闭的操作可分为清洁牙面、酸蚀、冲洗和干燥、涂布封闭剂、固化、检查六个步骤（图3-1）。封闭是否成功，完全依赖于每一个步骤的认真操作，这是封闭剂完整保留的关键。

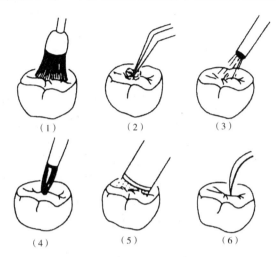

图 3-1　窝沟封闭的操作步骤

1. 清洁牙面

酸蚀与封闭前首先应对牙面，特别是窝沟作彻底清洁，方法是在低速手机上装好锥形小毛刷或橡皮杯，蘸上适量清洁剂刷洗牙面（也可采用干刷）。清洁剂可以用浮石粉或不含氟的牙膏，要注意不使用含有油质的清洁剂或过细磨料。彻底冲洗牙面后应冲洗漱口，去除清洁剂等，再用尖锐探针清除窝沟中残余的清洁剂。如果有条件，最好在放大装置（4倍）下检查窝沟情况，对于点隙沟裂有可疑龋的，可以采用空气喷磨法，或用最小号球钻或金刚砂钻磨除龋坏牙釉质。

2. 酸蚀

清洁牙面后即用棉纱球隔湿，将牙面吹干后用细毛刷、小棉球或小海绵块蘸上酸蚀剂放在要封闭的牙面上。酸蚀剂可为磷酸液或含磷酸的凝胶，酸蚀面积应为接受封闭的范围，为牙尖斜面的2/3。一般认为凝胶使酸蚀区较好地固定在某一部位。应轻轻操作，以保证酸蚀的牙釉质表面接触到新鲜的酸。

恒牙酸蚀时间一般为20～30秒，乳牙酸蚀60秒（也可按某种封闭剂的要求进行）。注意酸蚀过程中不要擦拭酸蚀牙面，因为这会破坏被酸蚀的牙釉面，降低黏结力。放置酸蚀剂时要注意酸的用量适当，不要溢出到口腔软组织，还要注意避免产生气泡。

3. 冲洗和干燥

酸蚀后用蒸馏水彻底冲洗，通常用水枪或注射器加压冲洗牙面10～15秒，边冲洗边用排唾器吸干，去除牙釉质表面的酸蚀剂和反应产物。如用含磷酸的凝胶酸蚀，冲洗时间应加倍。冲洗后立即交换干棉卷隔湿，随后用无油无水的压缩空气吹干牙面约15秒，也可采用挥发性强的溶剂，如无水酒精、乙醚，辅助干燥。封闭前保持牙面干燥，不被唾液污染是封闭成功的关键。压缩空气干燥牙面较用洗耳球干燥牙面的封闭脱落率低。使用棉卷可起到很好的隔湿作用，还可采用专门提供的三角形吸湿纸板放置在颊黏膜或使用橡皮障等。在很大程度上，隔湿也依赖患者的合作。

酸蚀牙面干燥后呈白色雾状外观，如果酸蚀后的牙釉质没有这种现象，应重复酸蚀。操作中要确保酸蚀牙面不被唾液污染，如果发生唾液污染，则应再冲洗牙面，彻底干燥后重复酸蚀60秒。

4. 涂布封闭剂

采用自凝封闭剂时，每次封闭前要取等量A、B组份（分别含有引发剂和促进剂）调拌混匀。调拌时要注意掌握速度以免产生气泡，影响固化质量。自凝封闭剂固化时间一般为1～2分钟，通常调拌10～15秒，完全混匀后在45秒内即应涂布，此后自凝封闭剂进入初凝阶段，黏度增大，流动性降低，故调拌和涂布要掌握好时机，在初凝阶段前完成。涂布后不要再污染和搅动。

光固化封闭剂不需调拌，直接取出涂布在牙面上，如连续封闭多颗牙，注意不宜取量过多，因为光固封闭剂在自然光下也会逐渐凝固。

涂布方法：用细刷笔、小海绵或制造厂家的专用供应器，将封闭材料涂布在酸蚀牙面上。注意使封闭剂渗入窝沟，使窝沟内的空气排出，并放置适量的封闭材料以覆盖𬌗面的全部酸蚀面。在不影响咬合的情况下尽可能有一定的厚度，有时可能会有高点，但 2 ~ 3 天后就可被磨去。如果涂层太薄就会缺乏足够的抗压强度，容易被咬碎。

5. 固化

自凝封闭剂涂布后 1 ~ 2 分钟即可自行固化。光固化封闭剂涂布后，立即用可见光源照射。照射距离约离牙尖 1 mm，照射时间要根据产品类型与可见光源性能决定，一般为 20 ~ 40 秒。照射的部位要大于封闭剂涂布的部位。完成后漱口和用棉卷将表面的氧化物去除。

6. 检查

封闭剂固化后，用探针进行全面检查，了解固化程度，黏结情况，有无气泡存在，寻找遗漏或未封闭的窝沟并重新封闭，观察有无过多封闭材料和是否需要去除，如发现问题及时处理。如果封闭剂没有填料可不调𬌗，如使用含有填料的封闭剂，又咬合过高，应调整咬合。封闭后还应定期（三个月、半年及一年）复查，观察封闭剂保留情况，脱落时应重作封闭。

对已完成封闭的儿童应做好记录，以便复查。

（三）有关窝沟封闭效果的几个问题

1. 唾液污染酸蚀釉面

在进行封闭时，酸蚀后唾液污染是封闭剂脱落的主要原因之一。唾液污染酸蚀后的釉面，形成新的获得性膜，阻止了封闭剂与釉质表面的化学及机械结合。可溶性膜又形成了细菌及代谢产物渗入的间隙，造成了龋易感的条件及封闭剂脱落的原因。因此，操作中出现唾液污染，应重新酸蚀，并加强隔湿，再行封闭。

2. 酸蚀与龋病的易感

封闭剂脱落后，酸蚀面是否使龋的易感性增强，是我们关注的问题。目前研究证明，封闭剂脱落后，局部釉质表面比未封闭处耐酸，患龋也较少。可能是釉质微孔中保留了树脂突的封闭作用。但不能就此不做处理，还应再次做封闭。

3. 早期龋的封闭

研究证明早期龋做封闭，可使龋停止发展。至于封闭剂是否可替代早期龋充填，还要进一步探讨。不过龋损是否长期停滞发展，还应看封闭后，龋损处存留菌斑及酸性代谢产物是否不易清除，菌斑长期滞留仍有致龋危险。

4. 开展窝沟封闭，有效减少龋病发生

窝沟封闭是减少窝沟龋的有效措施。不需要特殊贵重设备，操作简便，对患者省时、省钱、无牙组织损伤。但这项工作还有待普及与加强管理，包括：提高口腔专业人员对窝沟封闭的认识；大力培养初级口腔技术人员开展窝沟封闭；健全社区防治，为窝沟封闭开展创造条件；将窝沟封闭作为健康教育的内容。

第四节　特殊人群口腔健康保健

一、儿童口腔保健

（一）婴幼儿及学龄前儿童口腔保健

1. 婴幼儿及学龄前儿童口腔保健的特点

儿童保健是预防保健工作最重要的部分。进行儿童的预防保健，可以取得比其他任何一个时期更大的效益和更好的效果，从小就树立预防为主的思想，可以大大提高接受者成年后的生活质量。

胚胎发育早期易受遗传、感染以及摄入药物的影响，容易受损伤而致畸形，要避免在此阶段受到有害因素的刺激，并补充所需的丰富蛋白质、脂肪、糖、维生素和微量元素，以保证胚胎的正常发育。

在婴儿时期，无龋和完全保持牙龈健康是此阶段的工作目标。乳牙于出生后6个月左右开始萌出，到2岁半后出齐，同时恒牙胚也在发育。乳牙萌出后，婴幼儿口腔健康及如何早期建立良好的卫生习惯是父母和预防保健者应重视的问题，特别是父母应充分正确认识其重要性。如喂奶和断奶的方法不正确，小儿常常养成吸吮手指的不良习惯；不正确的咬合习惯，可造成牙列排列不齐等牙颌畸形；同时，长期使用奶瓶并喂养加有糖类的乳汁或果汁，可引起奶瓶龋；因牙齿龋坏和喂养不正确还可以导致婴幼儿营养不足、食量减少、咀嚼不充分，以致牙颌系统生理刺激不够，对身心发展影响很大。

随着儿童的生长发育，从乳牙萌出前期、乳牙萌出期、乳牙列完成期，到学龄前后期的恒牙萌出、牙颌系统进入了混合牙列期，乳牙的龋病患病率逐渐增高，因此保护乳牙、预防龋病、保持乳牙列的完整及维护新生恒牙的健康十分重要，保护第一恒磨牙则是预防工作的重点。如果此阶段口腔健康管理不佳，将严重影响恒牙列的建立。

2. 婴幼儿及学龄前儿童口腔保健的内容

（1）家庭口腔卫生保健：父母或保育员在婴幼儿牙齿萌出之前，哺乳后应每天晚上用手指缠消毒纱布，擦洗儿童口腔内的牙龈和腭部，清洁口腔；牙萌出后用同样的方法清洁牙齿，并逐步将牙刷运用于儿童口腔清洁。随着儿童的成长，父母在口腔医师指导下教会儿童刷牙。原则是使父母和儿童在学习刷牙时感到舒服，即选择适当体位、适宜的光线保证口腔的可见性；选用不同的牙刷（硅橡胶指套式牙刷）；由父母帮助和监督刷牙；应慎用牙膏注意预防奶瓶龋的发生，1岁以后停止使用奶瓶，改用杯子喂流质。3～6岁是儿童心理发展的重要时期，绝大多数儿童在幼儿园度过，此阶段重点培养儿童建立良好的口腔卫生习惯，掌握正确刷牙方法，保护新萌出的恒牙。

（2）幼儿园的口腔卫生保健：培养婴幼儿良好的口腔卫生和饮食习惯十分重要，主要工作有：对幼儿园老师进行培训；对儿童开展适宜的群体预防工作；口腔专业人员定期检查口腔并实施预防措施；培养儿童良好口腔卫生习惯；促进家长与幼儿园的配合，保护儿童的牙齿，促进口腔健康。

（3）氟化物的应用：补充氟化物是儿童时期开展口腔预防工作中的一项重要措施，其防龋效果已得到广泛的认可。可采用氟滴或氟片的给药方式，达到全身和局部的双重效果。要在医师监督下个别或集体使用氟化物，并保持每半年的口腔复查，注意观察有无牙、牙列、咬合等异常情况发生，发现问题及时处理。

（二）学生口腔保健

1. 学生口腔保健的特点

小学生处于恒牙萌出、乳牙依次替换完毕的混合牙列时期，牙颌系统快速发育成长，变化较大，此期的保健对恒牙列和牙颌关系的健康非常重要；同时，随着恒牙不断萌出，患龋率逐年增高一，早发现、早治疗是确保预防效果的基础。通过学校口腔健康教育，针对存在的问题，建立学生口腔健康的新观念，对不健康行为进行早期干预，提高学生自我保健的能力和意识。

2. 学生口腔保健的内容

学生口腔保健的目的是保持牙齿与牙周组织的健康。其要求是提供口腔健康服务，每年至少1次口腔健康检查，建立健康保健卡及信息管理系统；在口腔检查基础上，有组织和计划地提供牙科治疗服务，重视龋病和牙周疾病的预防；正确使用牙齿清洁用品。

口腔保健的具体内容是：①监测学生健康状况。②对学生进行健康教育。③培养良好口腔卫生习惯。④预防常见疾病。⑤防止牙齿意外伤害。

二、妊娠期妇女的口腔保健

（一）妊娠期口腔保健的特点

龋病是孕产妇易患的口腔疾病。牙齿患龋与口腔卫生状况有着密切关系，由于妊娠的母体处于特殊的生理变化中，多种因素可造成口腔内环境不洁，如妊娠性呕吐使pH值下降，饮食习惯和结构的变化，口腔卫生的放松，以及有口腔疾病而未及时治疗，妊娠期容易出现情绪上的异常波动等，均可导致龋病的发生。因此，预防龋病发生，关系到胎儿的安全与孕妇的口腔健康。同时，妊娠期妇女有36%～100%患有牙龈炎，其临床表现为牙间乳头肿大，牙龈颜色暗红或鲜红，质地松软，轻探诊时出血明显。牙龈炎多发生在妊娠2～4个月，妊娠中期达到高峰，分娩后逐步消失。通过口腔卫生健康教育和菌斑控制措施的训练，可以有效预防妊娠期牙龈炎。

（二）妊娠期口腔保健的内容

坚持口腔健康教育，正确掌握妊娠期口腔保健方法。即局部用氟，正确刷牙；做好定期口腔健康检查，早发现疾病，早治疗；控制菌斑，预防妊娠性牙龈炎的发生，慎重使用药物；保证孕妇的营养，促进胎儿健康，特别是在牙齿的发育阶段，避免因营养缺乏导致牙齿钙化不全、釉质发育不全等。

三、老年人的口腔保健

（一）老年人的口腔特点

与全身情况一样，老年人的口腔状况随年龄增加都会发生相应的变化，如牙体和牙髓结构的变化、矿化程度增高、牙周膜弹性与表面组织结构消失、黏膜变薄、胶原密度增加、牙龈萎缩与牙周附着水平丧失明显、牙间隙增宽、牙根暴露、根面龋增加、牙列的完整性被破坏、义齿增加等，造成老年人生活质量降低，影响其整体的健康水平。

（二）老年人口腔保健的目标

要求80岁的老年人至少应保持20颗功能牙，维持最基本的口腔功能状态，或者通过最低限度的修复，尽可能恢复口腔功能，提高老年人的生活质量。

（三）老年人口腔保健的内容及措施

1. 提高老年人自我口腔保健能力和意识

针对老年人普遍存在的口腔卫生问题、心理状态、旧传统观念与习惯，开展口腔卫生健康教育宣传活动，选择老年人适用的牙刷，正确刷牙，定期洁牙，正规剔牙，每餐后漱口；对有义齿的老年人，保护基牙免受不良因素的刺激。老年人的口腔卫生保健活动尽量由本人完成，避免因各种原因而不能坚持，医务人员或家庭成员的帮助是十分必要的。

2. 定期口腔健康咨询和检查

老年人可每半年检查1次，但最好3个月检查1次，发现问题及时处理。由于老年人身体状态的改变，加之口腔情况较差，检查与清洁是十分必要的。在每次检查时，应了解老年人的口腔状态、对口腔健康的认识、心理状态的改变，针对问题做出相应咨询和有效的建议。纠正不良的卫生习惯与生活方式，进行特殊的口腔护理。

3. 营养状态

人体进入老年期后，机体的各器官、组织发生退行变化，口腔组织随机体衰老出现消化功能减弱，味觉及咀嚼功能下降，对食物爱好和需要发生明显的变化。因此，老年人应减少食糖量，改用糖代用品，增加蛋白质、矿物质、维生素的摄入量，合理使用氟化物。在调整饮食的同时，做好口腔保健操，提高口腔各组织的适应能力，减缓老化的速度，增进健康。

4. 老年口腔卫生的社区服务

老年口腔卫生服务坚持大卫生的观念，坚持以预防为主的方针，其目的是在社区解决80%以上居民的口腔卫生和疾病问题，为他们全程提供优质的口腔医疗保健服务。在社区开展健康教育及口腔健康咨询，定期口腔健康检查，建立社区健康档案，进行口腔疾病诊断，让预防、治疗、保健和康复一体化全方位服务于社区，提供综合性整体口腔保健医疗。

四、残疾人的口腔保健

联合国教育、科学与文化组织对残疾者的定义是"因身体或精神功能减退，丧失了谋求和保持一个适于就业机会的人"。残疾人可能因某种原因造成的口腔健康问题是多方面的，但残疾人的口腔疾病与非残疾人一样是可以预防和控制的，这需要与预防保健者、口腔专业人员、医疗保健机构的充分配合才能实现。

（一）残疾人口腔保健的特点

残疾人由于自身口腔疾病未能及时诊治，并发各种口腔损伤与障碍；或因各种疾病引起全身损伤、障碍和残疾，使残疾人缺乏口腔自我保健的能力，造成口腔卫生状况恶化，进一步加重口腔疾病，导致以咀嚼功能为主的生理功能、以语言信息交流为主的社会功能和以美观为主的社会心理功能的失常。

（二）残疾人口腔保健的内容

残疾人的口腔卫生问题主要是龋病和牙周疾病，同时还有先天性缺陷、错颌畸形、牙颌面外伤等。

1. 重视残疾人口腔保健

残疾人的口腔保健工作是预防工作的一个重要工作内容，需要得到各级卫生行政领导的支持，以及全社会的关心。残疾人由于口腔保健主动性差，保健要求低，给预防工作的开展造成一定影响。因此，应提高为残疾人服务的主动性，帮助其改变认识，争取双方良好的合作，使预防工作行之有效。为残疾人提供最基本的口腔卫生保健服务和由口腔专业人员开展的多方面诊疗活动，是提高残疾人口腔健康和生活质量的有力保障。

2. 残疾人口腔保健的具体措施

残疾人中，残疾儿童是口腔保健的重点人群，对他们进行早期口腔卫生指导、功能训练和教育十分重要。对生活能自理的儿童，应鼓励其坚持开展口腔保健项目；对不能自理的儿童，应由其监护者帮助完成口腔保健活动。口腔卫生指导应从幼儿时期开始，教会父母或监护者坚持帮助儿童做好口腔保健；选用适宜的口腔卫生用品，如电动牙刷、牙线、牙签、开口器、水冲装置等，帮助儿童清洁牙齿和口腔组织；合理使用氟化物，如氟化牛奶、氟滴和氟片等。将窝沟封闭剂用于残疾儿童预防龋病效果十分理想，减少糖与甜食摄入频率也很重要。定期为残疾人进行检查、洁治，提供健康教育。

微信扫码
◆ 临床科研
◆ 医学前沿
◆ 临床资讯
◆ 临床笔记

第四章　牙体牙髓疾病

第一节　龋病

一、概述

龋病是在以细菌为主的多种因素作用下，牙体硬组织发生慢性进行性破坏的一种疾病。

致龋的多种因素主要包括细菌和牙菌斑、食物、牙所处的环境及细菌分泌物作用的时间，牙体硬组织基本变化是无机物脱矿和有机物分解。

龋病是人类的常见病、多发病之一，在各种疾病的发病率中，龋病位居前列，龋病的发展可以引起一系列的并发症，严重影响全身健康。

二、诊断

（一）体格检查

1. 视诊

观察牙面有无黑褐色改变或失去光泽的白垩色斑点，有无腔洞形成，牙的边缘嵴有无变暗的黑晕。

2. 探诊

利用尖头探针探测龋损部位有无粗糙，勾拉或插入的感觉。探测洞底或牙颈部的龋洞是否变软、酸痛或过敏，有无剧烈探痛。

（二）辅助检查

1. 温度试验

对冷、热或酸甜刺激发生敏感甚至难忍的酸痛的牙齿进行冷热测试；亦可用电活力测定，看其活力是否正常。

2. X线检查

X线检查可以发现不易用探针查出的邻面龋、继发龋或隐匿龋等。

3. 透照

用光导纤维装置进行，可直接看见龋损的部位，病变深度和范围，对前牙邻面龋很有效。

（三）临床表现

仔细观察牙面的色泽变化，有无白垩色的斑点，有无腔洞形成。对邻面的病损要仔细探查，探针探测洞底有无酸痛或过敏，有无剧痛。

（四）辅助检查

温度试验、X线检查、透照光检查等为诊断邻面断、继发龋或隐匿龋，提供依据。

（五）临床类型

临床上按龋病的病变程度分类分为浅龋、中龋和深龋。

1. 浅龋

位于牙冠部的浅龋均为釉质龋，发生在牙颈部的则是牙骨质龋或（和）牙本质龋。

牙冠浅龋可分为窝沟龋和平滑面龋。

窝沟龋：发生在牙冠的窝、沟、点隙中，早期表现为龋损部位色泽变黑褐，其下方呈白垩色。探针检查有钩住探针的感觉或粗糙感。

平滑面龋：发生于牙冠的平滑牙面上，早期一般呈白垩色斑点，随着时间延长变为黄褐色斑点。邻面的平滑面龋早期不易察觉，用探针或牙线仔细检查，配合X线片做出早期诊断。浅龋位于釉质内，患者一般无主观症状，受冷、热、酸、甜刺激亦无明显反应。

可借助荧光显示法、显微放射摄影法、氩离子激光照射法帮助诊断。

2. 中龋

发生在牙本质的龋损牙齿可发现龋洞，患者对酸甜饮食敏感，过冷、过热饮食也能产生酸痛感觉，冷刺激尤为明显，但刺激去除后症状立即消失。龋洞中有软化的牙本质、食物残渣等。

由于个体反应不同，有的患者可完全没有主观症状；牙颈部的中龋因近牙髓症状较为明显。

3. 深龋

发生在牙本质深层的龋为深龋，临床上可见很深的龋洞，易于探查到。位于邻面的深龋洞及隐匿性龋洞，外观仅略有色泽的改变，洞口很小，临床很难发现，应仔细探查，可借助X线照片，必要时可除去无基釉进行检查。

深龋洞洞口开放时，常有食物嵌入洞中，食物压迫增加了牙髓腔内部的压力，患者有疼痛的感觉。遇冷、热和化学刺激时，产生的疼痛较中龋剧烈。

（六）鉴别诊断

1. 浅龋与釉质钙化不全、釉质发育不全和氟牙症的鉴别

（1）釉质钙化不全：亦表现为白垩状损害，但其表面光洁，同时白垩状损害可出现在牙面的任何部位，而浅龋有一定的好发部位。

（2）釉质发育不全：是牙发育过程中，成釉器的某一部分受到损害，造成釉质表现不同程度的实质性缺损，甚至牙冠缺损。探诊时损害局部硬而光滑；病变发生在同一时期发育的牙，并具对称性；这些均有别于浅龋。

（3）氟牙症：受损牙面呈白垩色至深褐色，患牙对称性分布，而地区流行情况是与浅龋相鉴别的重要参考因素。

2. 深龋与可复性牙髓炎和慢性闭锁性牙髓炎的鉴别

（1）可复性牙髓炎：患者主诉对温度刺激一过性敏感，无自发痛的病史，可找到引起牙髓病变的牙体病损或牙周组织损害，如深龋、深楔状缺损，深的牙周袋、牙隐裂、咬合创伤。对温度试验呈一过性敏感，反应迅速，尤其对冷测试反应较强烈。与深龋对食物嵌入深龋洞引起疼痛不同。

（2）慢性闭锁性牙髓炎：可无自发痛病史或曾有过剧烈自发痛，有长期的冷、热刺激痛病史二洞内探诊患牙感觉较为迟钝，去腐后无肉眼可见的穿髓孔。对温度试验与电活力测验反应迟钝或迟缓性反应。患牙多有叩痛。

三、治疗

（一）治疗原则

龋病治疗的目的在于终止病变的发展，保护牙髓，恢复牙的形态、功能及美观，并维持与邻近软硬组织的正常生理解剖关系。

龋病的治疗原则是针对不同程度的龋损，采用不同的治疗方法。对于早期釉质龋采用保守治疗，有组织缺损时用修复性方法治疗。深龋时先采用保护牙髓的措施，再进行修复治疗。

（二）治疗计划

根据龋损的程度不同，制订不同的治疗计划。对于牙釉质龋可以用保守疗法，如化学疗法、再矿化法、窝沟封闭等；对于有龋损的患牙进行充填修复治疗；对深的龋洞先抚髓，如氢氧化钙糊剂衬垫，再修复治疗。

（三）治疗方案

1. 保守疗法

（1）化学疗法：用化学药物处理龋损，使病变终止或消除的方法。该方法主要用于：①恒牙早期釉质龋、尚未形成龋洞者。②乳前牙邻面浅龋及乳牙拾面广泛性浅龋，1年内将替换者。③静止龋。常用的化学疗法的药物为氟化物（75%氟化钠甘油糊剂，8%氟化亚锡溶液，酸性磷酸氟化钠溶液，含氟凝胶及含氟涂料），硝酸银（10%硝酸银和氨硝酸银）。

操作方法：①用牙钻磨去牙表面的浅龋，暴露病变部位，大面积碟状龋损可磨除边缘脆弱釉质。②清洁牙面，去除牙石和菌斑。③隔湿，吹干牙面。④涂布药物，氟化物，将氟制剂涂于患区，用橡皮杯或棉球反复涂擦牙面 1 ~ 2 分钟。硝酸银，用棉球蘸药涂布患牙区，热空气吹干后，再涂还原剂，重复几次，直至出现黑色或灰白色沉淀。

注意事项：①氟化物有毒勿吞入。②硝酸银腐蚀性大，使用时严格隔湿，防止与软组织接触。

（2）再矿化疗法：用人工的方法使已经脱矿、变软的釉质发生再矿化，恢复硬度，使早期釉质龋终止或消除的方法称再矿化治疗。主要用于光滑面早期釉质龋和龋易感者的防龋。再矿化液主要由钙、磷和氟组成，应用方法主要为含漱法和局部涂擦法。

（3）窝沟封闭：用封闭剂使窝沟与口腔环境隔绝，阻止细菌、食物残渣及其酸性产物等进入窝沟，达到防龋的效果。主要用于窝沟可凝龋和无龋的深沟裂。窝沟封闭剂的主要成分为树脂 - 双酚 A 甲基丙烯酸缩水甘油酯，操作与复合树脂修复相同。

2. 修复性治疗

除早期釉质龋可用保守方法治疗外，一般说来，龋病都要用修复的方法治疗，即用手术的方法去除龋坏的组织，制成一定的洞形，然后用适宜的修复材料修复缺损部分，恢复牙的形态和功能。

（1）窝洞预备：用牙体外科手术的方法去除龋坏组织，并按要求备成一定的形状的洞形，以容纳和支持修复材料。

窝洞预备必须遵守以下基本原则：

①去净龋坏组织：龋坏组织即腐质和感染牙本质，其中含有很多的细菌及其代谢物，必须去净。"去净"一般根据牙本质的硬度和着色两个标准来判断。

硬度标准：即术者用挖器、探针及钻针磨时感觉牙本质的硬度。

着色标准：龋病发展过程中，最早的改变是脱矿，其后是着色，最后是细菌侵入。所以，临床上不必去除所有着色牙本质。如牙本质着色，但质硬，应予保留。急性龋很难判断是否去净龋坏组织，可用染色法来识别。如用 1% 酸性复红丙二醇溶液染色，龋坏组织被染色成红色，正常牙本质不被染色。

②保护牙髓组织：备洞过程中应尽量减少对牙髓的刺激，以避免产生不可复发性牙髓炎。应做到清楚了解牙体组织结构，髓腔解剖形态及其增龄变化，磨除龋损组织时用间断操作，用锋利器械，用水冷却，不向髓腔方向加压。

③尽可能保存健康的牙体组织：保存的健康牙体组织不仅对修复固位很重要，而且使剩余牙体组织有足够的强度，承担咀嚼功能。因此洞形预备必须做到以下几点：a. 做最低程度的扩展，特别是颊舌径和牙髓方向；b. 龈壁只扩到健康的牙体组织；c. 不做预防性扩展。

④预备抗力形和固位形：为防止修复材料的松动、脱落和修复体及牙的折裂，备洞时应按机械力学和生物力学的原理预备固位形和抗力形。

窝洞的主要抗力形有以下几种：

①洞深：一般洞深要求在釉牙本质界下 0.2 ~ 0.5 mm。不同部位洞深要求不一同。拾面洞，承受咬拾力大，洞深应为 1.5 ~ 2 mm；邻面洞，承受咬拾力小，洞深 1 ~ 1.5 mm，不同修复材料要求洞深也不

同，抗压强度小的要求洞的深度要深一些。

②盒状洞形：盒状洞形是最基本的抗力形，其特征是底平、壁直、点线角圆钝。

③阶梯的预备：双面洞的𬌗面洞底与邻面洞的轴壁形成阶梯，髓壁与轴壁相交形成的轴髓线角应圆钝。邻面的龈壁应与牙长轴垂直，深度不得小于 1 mm。

④窝洞的外形：窝洞的外形呈圆缓曲线，避开承受咬𬌗力的尖、嵴。

⑤去除无基釉和避免形成无基釉：无基釉没牙本质的支持，受力易拆裂，应去除。侧壁应与釉柱方向一致，防止无基釉形成。

⑥薄壁弱失的处理：降低薄壁弱尖的高度，减少𬌗力。如外形扩展超过颊舌尖间距的 1/2 则需要降低牙尖高度，并做牙尖覆盖。

窝洞的基本固位形有以下几种：

①侧壁固位：要求窝洞有足够的深度，呈底平壁直的盒形。侧壁相互平行，且有一定的深度，使充填材料与侧壁之间的摩擦力产生固位作用，防止充填物翘动、脱落。

②倒凹固位：在侧髓线角或点角处平洞底向侧壁牙本质做出的潜入小凹，也有沿线角做固位沟。倒凹应做到釉牙本质界下，不超过 0.5 mm，深度一般为 0.2 mm，避开髓角的位置。

③鸠尾固位：多于双面洞，如后牙邻𬌗面洞，在𬌗面做鸠尾，前牙邻面洞在舌面作鸠尾，此固位形的外形似斑鸠的尾部，由鸠尾峡和膨大的尾部组成，峡部有扣锁作用，防止充填物侧向脱位。

鸠尾的预备须遵循以下原则：鸠尾大小与缺损大小相匹配；鸠尾要有一定深度；鸠尾应顺𬌗面的窝沟扩展，避开牙尖，嵴和髓角，鸠尾峡的宽度在后牙为颊舌尖间距的 1/4 ~ 1/3，前牙为舌方宽度的 1/3 ~ 1/2；鸠尾峡的位置应在轴髓线角内侧，𬌗面洞底的𬌗方。

④梯形固位：邻𬌗洞的邻面预备成龈方大于𬌗方的梯形。

（2）术区隔离：窝洞预备好后，为了防止唾液进入窝洞，必须将准备修复的牙与口腔环境隔离。

常用方法有以下几种：

①简易隔离法：a. 棉卷隔离，用消毒棉卷隔离患牙，将棉卷放置于唾液腺导管口处；b. 吸唾器，利用负压，吸出口腔内的唾液，吸唾器常与棉卷隔湿配合使用。

②橡皮障隔离法：利用橡皮的弹性紧箍牙颈部，使牙与口腔完全隔开。

③选择性辅助隔离法：a. 退缩绳，对于接近龈缘和深达龈下的牙颈部龋损，可以用浸有非腐蚀性吸敛剂的退缩绳塞入龈沟内，使龈缘向侧方和根方退缩，龈沟开放，龈液减少，术区干燥，视野清楚，便于手术操作；b. 开口器，用开口器撑开口腔，以维持恒定的张口度，减轻患者张口肌的疲劳，方便术者操作；c. 药物，必要时可用药物，如阿托品使唾液分泌减少。

（3）窝洞消毒：在修复前，选用适宜的药物进行窝洞的消毒。常用的消毒药有 25% 麝香草酚乙醇溶液、樟脑酚及 75% 乙醇。

（4）窝洞的封闭、衬洞及垫底：为了隔绝外界的刺激，保护牙髓，并垫平洞底，形成充填洞形，对深浅不一的窝洞做适当处理。

①窝洞封闭：是在窝洞的洞壁涂一层封闭剂，以封闭牙本质小管，阻止细菌侵入，隔绝来自修复材料的化学刺激，增加修复材料与洞壁之间的密合性，减少微渗漏，常用的封闭剂有两种：a. 洞漆，是一类溶于有机溶剂的天然树脂（松香或岩树脂）或合成树脂（硝酸纤维或聚苯乙烯）。涂洞壁 2 次可封闭 80% ~ 85% 的洞壁表面，洞漆不能用于复合树脂修复体充填的洞壁，因为洞漆与复合树脂之间起化学反应，影响复合树脂修复体的黏结作用；b. 树脂黏接剂，能有效封闭牙本质小管，且不溶解，减少微渗漏的效果好，有取代传统洞漆的趋势。

②衬洞：在洞底衬一层能隔绝化学和一定温度刺激且有治疗作用的洞衬剂，其厚度一般小于 0.5 mm。常用的洞衬剂有氢氧化钙制剂、玻璃离子粘固剂和氧化锌丁香油酚粘固剂。

③垫底：在洞底垫一层足够厚度（>0.5 mm）的材料，隔绝外界物理、化学刺激。常用的垫底材料有氧化锌丁香油酚粘固剂、磷酸锌粘固剂、聚羧酸锌粘固剂及玻璃离子粘固剂。

④临床应用：浅的窝洞在洞壁涂洞漆或黏接剂后直接充填银汞合金，或用黏接剂处理后直接充填复

合树脂。中等深度的窝洞可垫一层底，再涂封闭剂后充填。深的窝洞需垫两层底，第一层用氧化锌丁香油酚粘固剂或氢氧化钙；第二层用磷酸锌粘固剂。如用聚羧酸锌粘固剂或玻璃离子粘固剂垫一层即可。

（5）充填

①选择适当的修复材料，填入预备好的窝洞，恢复牙的外形和功能。

根据牙龋损的部位，承受咬力的情况，患者的美观要求及患牙在口内保存的时间，选择不同的修复材料。a. 前牙主要考虑美观，选用与牙颜色一致的牙色充填材料，如复合树脂、玻璃离子粘固剂。后牙主要考虑其机械强度和耐磨性，可选用银汞合金或后牙复合树脂；b. 后牙：𬌗面洞和邻𬌗面洞承受的咬力大，可选用银汞合金，前牙Ⅳ类洞选用复合树脂。牙颈部Ⅴ类洞可选用玻璃离子粘固剂或复合树脂；c. 根据患者的要求选用不同的材料；d. 患牙在口腔保留时间短的选用暂时修复材料，对𬌗牙有金属嵌体或冠的不用银汞合金，而且复合树脂。

②恢复牙的形态和功能：选择好修复材料，按要求调制，选用适合的充填器材料充填入预备好的窝洞，使材料与洞壁密合，在规定的时间内雕刻外形、调𬌗、打磨、抛光。

（6）银汞合金修复术

①适应证：a. Ⅰ、Ⅱ类洞；b. 后牙Ⅴ类洞，特别是可摘局部义齿的基牙；c. 对美观要求不高患者的尖牙适中邻面洞，龋损未累及唇面者；d. 大面积龋损配合附加固位钉的修复；e. 冠修复前的牙体充填。

②窝洞预备的要求：a. 窝洞必须有一定的深度和宽度；b. 要求窝洞为典型的盒状洞形，必要时增加辅助固位体；c. 洞面角成直角。

③银汞合金的调制：按一定的比例调制银汞合金；调制的方法有手工研磨法和电动研磨法。

④充填：a. 护髓：在充填银汞合金前，应用洞漆或树脂黏接剂做窝洞封闭，中等深度以上的窝洞，要衬洞或（和）垫底；b. 放置成形片和楔子：双面洞在充填前要安放成形片，以便于充填材料的加压，邻面生理外形的成形，建立与邻牙接触关系。在成形片颈部外侧的牙间隙中安放木制或塑料楔子。以便成形片与牙颈部贴紧；c. 填充材料：用银汞合金输送器将调制好的充填材料小量，分次送入准备好的窝洞内，用小的银汞合金充填器将点、线角、倒凹和固位沟处压紧，再换较大的充填器向洞底和侧壁层层加压、使银汞合金与洞壁密合，随时剔除余汞，充填的银汞合金略高于洞缘，用较大的充填器与洞缘的表面平行加压，以保证洞缘合金的强度。双面洞一般先充填邻面洞部分，再充填𬌗面洞；d. 雕刻成形：填充完成后，先用雕刻器除去𬌗面及边缘嵴多余银汞合金，取出楔子，松开成形片夹，取下成形夹，用镊子或手将成形片紧贴邻牙，从一侧邻间隙小心拉出成形片，取下成形片后，即行外形雕刻，雕刻𬌗面时，雕刻器的尖端置于裂沟处，刀刃总值发放在牙布，部分放在充填物上，紧贴牙面，沿牙尖斜度，从牙面向充填体雕刻。邻面洞，则从边缘嵴向𬌗面中份雕刻。邻面牙颈部需用探针检查有无悬突，如有应及时去除；e. 调整咬𬌗：让患者轻轻咬𬌗，做正中及侧向咬𬌗运动，检查有无高点。如有高点，用雕刻器除去；f. 打磨抛光：银汞合金充填后24小时完全硬固后方可以打磨抛光。用细石尖或磨光钻从牙面向修复体方向打磨，邻面用磨光条磨光，最后用橡皮尖抛光。

⑤银汞合金黏接修复术：是近年来发展起来的一种窝洞充填方法，是黏接技术在银汞合金修复的应用。a. 黏接机理：新鲜调制的银汞合金压入尚未固化的黏接剂时，两者可相互掺和，固化后形成相互扣锁的混合层；黏接剂与牙之间黏接机制与复合树脂相同；b. 黏接剂：常用的有 malgambond、All-Bond2、Panavia Ex、Scotchbond、Multipurpose 及 Super-bond 等；c. 黏接剂对银汞合金充填体的影响：黏接剂能增强银汞合金充填体的固位力和抗折力，改善充填体与洞壁的密合性，减少微渗漏；d. 适应证：牙体大面积缺损，不愿做冠修复者；龋坏至龈下，不宜做复合树脂修复的牙；牙冠的𬌗龈距离短，不宜做冠修复的牙；银汞合金充填体部分脱落病例；e. 临床操作：去除龋坏组织及薄壁弱尖，牙体缺损大者仍需做机械固位形；酸蚀、冲洗、干燥；涂布底胶和黏接剂；在黏接剂尚未聚合前，充填银汞合金，雕刻外形

（7）复合树脂修复术

①复合树脂特点：a. 美观、颜色与牙匹配；b. 与牙体有机械和化学黏结；c. 洞形预备简单，磨

除的牙体组织少；d. 聚合收缩，耐磨性差。

②适应证：a. 未到达龈下的所用龋损；b. 形态或色泽异常的牙的美容修复；c. 冠修复前的牙体充填；d. 大面积缺损的修复，必要时加附加固位钉或（和）沟槽。

③窝洞预备特点：a. 点、线角圆钝，倒凹呈圆弧形，有利于材料进入；b. 不直接受力的部位可适当保留无基釉；c. 龋搬范围小者，不必制作固位形，减少牙体组织的磨除；d. Ⅰ、Ⅱ类洞应尽量避免置洞缘于咬殆接触处；e. 洞缘釉质壁制成斜面。

④黏接系统：牙釉质与牙本质的结构，成分不同其黏接系统也不同，分为牙釉质黏接系统，牙本质黏接系统。

a. 牙釉质黏接系统：包括酸蚀剂和黏接剂。

常用的酸蚀剂有 10% ~ 50% 的磷酸、2.5% 硝酸、10% 枸橼酸等。

黏接剂为不含无机填料的低黏度树脂。

b. 牙本质黏接系统：包括处理剂、底胶和黏接剂。

常用的处理剂：0.5 mol/L EDTA、10% 磷酸、20% 聚丙烯酸、10% 马来酸。

底胶为黏接促进剂，含有溶于有机溶剂的亲水单体，如甲基丙烯酸酯 B 羧乙酯（HE-MA）。

黏接剂为不含无机填料的低黏度树脂。

⑤黏接修复的操作步骤：a. 牙体预备；b. 色度选择。根据邻牙的颜色，选用合适色度的复合树脂；c. 清洗窝洞、隔湿；d. 护髓。中等深度以上的窝洞应衬洞（或）和垫底，一般垫一层玻璃离子粘固剂，深窝洞在近髓处衬一薄层氢氧化钙；e. 牙面处理。用小棉球或小刷子蘸 30% ~ 50% 磷酸涂布洞缘釉质壁、釉质短斜面及垫底表面，酸蚀 1 分钟，然后用牙本质处理剂处理牙本质表面，处理完后，用水彻底冲洗。吹干牙面，可见牙面呈白垩色，否则再酸蚀一次；f. 涂布底胶和黏接剂。用小棉球或小刷子蘸底胶涂布整个洞壁，用气枪轻吹，让其溶剂和水分挥发。而后涂布黏接剂，光固化 20 秒；g. 充填复合树脂。放置成形片和楔子前牙一般用聚酸薄膜成形片，放置两牙间，用楔子固定；后牙用不锈钢成形片，用片夹固定。填充材料：化学固化复合树脂，一次取足调好的材料，从窗洞的一侧送入窝洞，用充填器快速送压就位、成形；光固化复合树脂，将材料分次填入窝洞，分层固化，每次光照 40 ~ 60 秒；h. 修整外形；i. 调整咬殆；j. 打磨抛光。

（8）后牙复合树脂嵌体修复术。直接法的主要步骤如下：

①预备洞形：与嵌体洞形预备相同。

②垫底：用玻璃离子粘固剂垫底，近髓处先用氢氧化钙盖髓。

③洞壁涂分离剂。

④充填复合树脂，光照固化。

⑤取出嵌体，修整轴壁和洞缘，再放回窝洞，检查洞缘和邻接面。

⑥取出嵌体，用分离剂包埋。

⑦将嵌体置入光热烤箱中行二期光热处理，放 7 ~ 7.5 分钟，100 ~ 120℃。

⑧9.5% 氢氟酸处理嵌体表现 1 分钟，冲洗、干燥。

⑨0% ~ 50% 磷酸处理洞壁冲洗、干燥。

⑩黏接剂黏接嵌体于窝洞内，调、打磨。

（9）玻璃离子粘固剂修复术

①适应证：a. 牙体缺损的修复。主要是Ⅲ、Ⅴ类洞和后牙邻面单面洞及乳牙各类洞的修复；b. 根面龋的修复；c. 衬洞和垫底材料；d. 牙科粘固剂。粘固固定修复体，正畸附件及固位桩、钉等；e. 窝沟封闭；f. 其他如外伤牙折后，暴露牙本质的覆盖，松动牙的固定及暂时性充填。

②窝洞预备特点：a. 不必作倒凹、鸠尾等固位形，只需去除龋坏牙本质，不做扩展；b. 窝洞的点、线角应圆钝；c. 洞缘釉质不作斜面。

③调制方法临用时，按粉、液以 3：1 的比例（重量比），用塑料调刀于涂塑调拌纸或玻板上调拌，应在 1 分钟内完成。

④修复操作步骤：a. 牙体预备；b. 牙面处理。用橡皮杯蘸浮石粉清洁窝洞，近髓处用氢氧化钙衬洞，用配套的处理液或乙醇处理牙面；c. 涂布底胶和（或）黏接剂；d. 充填材料。从一侧道入材料、压紧；e. 涂隔水剂；f. 修整外形及打磨。

（10）深龋的治疗

①治疗原则及注意事项：a. 停止龋病的发展，促进牙髓的防御性反应。去除龋坏组织，消除感染源。原则上应去净龋坏组织，而不穿透牙髓。对近髓的少量软化牙本质不必去净，可以用氢氧化钙做间接盖髓术；b. 术中必须保护牙髓，减少对牙髓的刺激。去软龋时，用挖器从软龋边缘开始水平于洞底用力，或用较大的球钻间断、慢速磨除，切勿向髓腔加压，用探针检查时，沿洞底轻轻滑动，勿施压力。双层垫底，隔绝外界及充填材料的刺激；c. 正确判断牙髓状况。通过详细询问病史，结合临床检查，温度试验，牙髓电活力测验及 X 线检查，排除早期牙髓炎、慢性闭锁性牙髓炎、牙髓坏死等情况。

②治疗方法：a. 垫底充填一次完成：适用于无自发痛、激发痛不严重、无延缓痛、能去净龋坏牙本质的患牙。按窝洞预备的原则制备洞形，因深龋洞底近牙髓，所以此处的软化牙本质必须用挖器或球钻去除；窝洞预备完成后，一般需垫两层底后再充填。如果聚羧酸锌粘固剂或玻璃离子粘固剂可只垫一层底，如需作倒凹固位形，垫底后作：最后选择适宜的充填材料充填，恢复牙的外形和功能；b. 安抚治疗：对于无自发痛而有明显激发痛的患牙，先进行安抚治疗，待症状消除后再做充填。具体的做法是窝洞干燥后，放丁香油酚棉球或抗生素棉球于窝洞内，用氧化锌丁香油酚粘固剂封闭窝洞口，观察 1 ~ 2 周。复诊时如一切正常，则可垫底充填。如有症状则做牙髓治疗。对于能去净软化牙本质的窝洞，可直接用氧化锌丁香油酚粘固剂封洞，观察两周到一个月，第二次复诊时，如一切正常，则可去除部分氧化锌丁香油酚粘固剂，再垫底充填；c. 间接盖髓术：对于不能一次去净软化牙本质，无明显主观症状的深龋，可以用间接盖髓术进行治疗。常用的盖髓剂有氢氧化钙制剂。具体方法是对急性龋，窝洞预备完成后，干燥，在洞底盖一薄层氢氧化钙制剂，然后垫底充填，如一次完成治疗把握不大，可以在盖髓后，垫底封洞，观察 1 ~ 3 个月，复诊如一切正常可去除部分暂时充填材料，垫底充填。对于慢性龋可在洞底盖一层氢氧化钙制后，封洞，观察 3 ~ 6 个月。复诊如一切正常，可去除全部的封物，去净软化牙本质，再盖髓、垫底、充填。如有症状，则做牙髓治疗。

（11）大面积龋损的治疗

①加固位钉的牙体修复术：a. 适应证：大面积缺损如前牙的切角缺损，切缘缺损，后牙的一个或几个尖的缺损，龋损的范围大，如后牙邻𬌗、颊或舌面龋损，Ⅴ类洞的近远中壁超过轴角，全冠修复的银汞合金或树脂核；b. 固位钉的类型：粘固钉，摩擦固位钉，自攻螺纹钉；c. 固位钉的设计：后牙选用直径大的；前牙选用直径小的。缺一个牙尖用一个钉。包埋在牙本质内的部分为 2 mm，在修复内的部分少于 2 mm；d. 钉道的设计：钉道最好做在轴角处，避开髓角，钉道的方向与牙表面平行，3 个以上的钉道，最好不要在一个平面上；e. 操作步骤：牙体预备，去净龋坏组织，在保留的牙体上制备抗力形和固位形；在制作钉道的部位磨成平面，并用小球钻磨一小凹；用匹配的麻花钻制作钉道，慢速旋转，一般 300 ~ 500 r/min，支点稳、一次完成，不要上下提插和中途停止，清洗、隔湿、干燥牙面和钉道，固位钉就位。垫底、充填。

②沟槽固位与银汞合金钉技术：a. 沟槽固位。用倒锥钻或小球钻在牙体本质上制作大小形状不一的水平沟槽。深度 0.5 ~ 0.75 mm，宽度 0.6 ~ 1.0 mm，长度 4 ~ 5 mm。将银汞合金压入沟槽内，与充填修复体连为一体起固位作用；b. 银汞合金钉。用细裂钻平行于牙表面在牙本质中做一深 2 ~ 3 mm，宽 1 ~ 1.5 mm 的纵行钉道，将银汞合金压入钉道内起固位作用。

四、并发症及处理

（一）意外穿髓

1. 造成意外穿髓的原因

（1）对牙髓腔的解剖结构不熟悉；对每个牙的髓角的位置不清楚，心中无数，对乳牙、年轻恒牙的髓腔特点没有掌握。

（2）髓腔解剖结构的变异，如个别牙的髓角特别高；如第一磨牙的近颊髓角。

（3）操作不当；去软龋时，操作粗糙，使用器械不当。

扩展洞形时，只考虑底平，没有注意到髓角的位置，造成髓角穿通，打固位钉时没有掌握好方向和深度，有可能穿髓腔。

2. 处理

乳牙、年轻恒牙可行直接盖髓术，或活髓切断术；成年人如果穿髓孔小的可行直接盖髓术，穿孔大的就做根管治疗。

（二）充填后疼痛

1. 激发痛

充填后出现冷、热刺激痛，但持续时间短。常见原因有：①备洞过程中对牙髓的物理刺激，如连续钻磨产热或钻牙的负压均激弱牙髓，致牙髓充血。②未垫底或垫底材料选择不当。如中、深龋未垫底直接银汞合金充填，或复合树脂直接充填，或深龋用磷酸锌粘固剂单层垫底，使牙髓受材料的刺激，要充血。

处理：症状轻的，可观察 1 ~ 2 周，如症状逐渐缓解可不处理，如症状未缓解，甚至加重则应去除充填物，安抚治疗后再充填。

2. 接触痛

患者对颌牙接触时牙疼痛，分开时疼痛消失，是由于对颌牙为不同种金属，产生微电流作用引起。

处理：去除银汞合金，用引导体类材料充填或作用类材料的嵌体。

3. 自发痛

（1）充填后出现阵发性、自发性疼痛、不能定位，温度刺激诱发或加重疼痛考虑牙髓炎的可能。

处理：去除充填物，开髓引流，按牙髓炎治疗。

（2）充填后出现持续性自发痛，可定位，与温度刺激无关，咀嚼时加重，可能是术中器械伤及牙龈、牙周膜引起牙龈炎；可能是充填物在龈缘形成悬突刺激牙龈引起炎症，也可能是接触点不良，食物嵌塞引起龈乳头炎。

处理：牙龈炎可冲洗、上碘甘油，有悬突的要去除悬突，不良接触点的要重新充填，或作嵌体，或固定修复，以恢复正常的接触关系。

（三）充填物折断、脱落

造成充填的折断、脱落有以下方面的原因：

1. 洞形预备方面

洞的深度不够或垫底太厚，使充填材料过薄；邻𬌗洞的鸠尾峡过宽、洞口大于洞底；或鸠尾峡过窄、轴髓线角锐利、洞底不平，邻面洞龈壁深度不够，或龈壁与轴髓壁之角大于90°，使充填物易折裂。

2. 充填材料性能下降

由于调制比例不当；材料被唾液或血污染及调制时间过长，引起性能降低，造成折裂、脱落。

3. 充填方法不当

没有严格隔湿、充填压力不够，材料未填入倒凹或有气泡。

4. 过早承担咬𬌗力

在材料完全固化前，受到咬𬌗力的作用易折裂。

处理：去除原残存充填物，寻找原因，有针对性的改进。如修改洞形、增加固位装置、按正规操作调制材料和完成窝洞充填，告诉患者不要过早咬𬌗该牙。

（四）牙折裂

主要由于牙体组织本身的抗力不足所致，常见原因：

（1）制洞时未去除无基釉，脆弱牙尖未降低咬𬌗。

（2）过多磨除牙体组织。

（3）窝洞的点、线角太锐，应力集中。

（4）充填体过高、过陡，引起𬌗创伤。

（5）充填材料过度膨胀。

处理：

（1）部分折裂者可去除部分充填物，修整洞形，重新充填。如抗力和固位不够，可行黏接修复术，附加固位钉修复术、嵌体或冠修复。

（2）完成折裂至髓底者，根据具体情况考虑去或留。

（五）继发龋

充填后，在洞缘、洞底或邻面牙颈部发生龋坏，主要原因：

（1）备洞时未去净龋坏组织。

（2）洞壁有无基釉，破碎后洞缘留下缝隙。

（3）洞的边缘在滞留区内或在深的窝沟处。

（4）充填材料与洞壁间有微渗漏。

（5）羽毛状边缘和承受咬𬌗力部位洞缘短斜面上的充填体受力破碎，出现缝隙。

处理：去除原充填物及继发龋，修整洞形，重新充填。

可用洞漆和黏接剂降低微渗漏。

五、随访

龋病治疗后要求患者每半年到 1 年复查 1 次，并进行全面口腔检查，有条件的可以进行菌斑检查，了解患者的菌斑控制情况；检查有无继发龋，对发现新的早期浅龋或继发龋，即进行治疗。

第二节　牙体磨损

单纯的机械摩擦作用造成牙体硬组织缓慢、渐进生地丧失称为磨损（abrasion）。在正常咀嚼过程中，随年龄的增长，牙齿𬌗面和邻面由于咬合而发生的均衡的磨耗称为生理性磨损，牙齿组织磨耗的程度与年龄是相称的。临床上，常由某种因素引起个别牙或一组牙，甚至全口牙齿的磨损不均或过度磨损，称为病理性磨损。

一、病因

1. 牙齿硬组织结构不完善

发育和矿化不良的釉质与牙本质易出现磨损。

2. 𬌗关系不良，𬌗力负担过重

无𬌗关系的牙齿不发生磨损，甚至没有磨耗；深覆𬌗、对刃𬌗或有𬌗干扰的牙齿磨损重。缺失牙齿过多或牙齿排列紊乱可造成个别牙或一组牙负担过重而发生磨损。

3. 硬食习惯

多吃粗糙、坚硬食物的人，如古代人、一些少数民族，全口牙齿磨损较重。

4. 不良习惯

工作时咬紧牙或以牙咬物等习惯可造成局部或全口牙齿的严重磨损或牙齿特定部位的过度磨损。

5. 全身性疾病

如胃肠功能紊乱、神经官能症或内分泌紊乱等，导致的咀嚼肌功能失调而造成牙齿磨损过度；唾液内黏蛋白含量减少，降低了其对牙面的润滑作用而使牙齿磨损增加。

二、病理

因磨损而暴露的牙本质小管内成牙本质细胞突逐渐变性，形成死区或透明层，相应部位近髓端有修复性牙本质形成，牙髓发生营养不良性变化。修复性牙本质形成的量，依牙本质暴露的面积、时间和牙髓的反应而定。

三、临床表现及其并发症

1. 磨损指数（tooth wear index，TWI）

测定牙齿磨损指数已提出多种，其中较完善和适合临床应用的是 Smith BGN 和 Knight JK（1984）提出的，包括牙齿的殆、颊唇、舌面、切缘及牙颈部的磨损程度在内的牙齿磨损指数（5 度）：

0 度釉面特点未丧失，牙颈部外形无改变。

1 度釉面特点丧失，牙颈部外形丧失极少量。

2 度釉质丧失，牙本质暴露少于表面积的 1/3，切缘釉质丧失，刚暴露牙本质，牙颈部缺损深度在 1 mm 以内。

3 度釉质丧失，牙本质暴露多于牙面的 1/3，切缘釉质和牙本质丧失，但尚未暴露牙髓和继发牙本质，牙颈部缺损深达 1～2 mm。

4 度釉质完全丧失，牙髓暴露或继发牙本质暴露，切缘的牙髓或继发牙本质暴露，牙颈部缺损深度 > 2 mm。

2. 临床表现和并发症

随着磨损程度的增加，可出现不同的症状。

（1）釉质部分磨损：露出黄色牙本质或出现小凹面。一些磨损快、牙本质暴露迅速地病例可出现牙本质过敏症。

（2）当釉质全部磨损后：殆面除了周围环以半透明的釉质外，均为黄色光亮的牙本质（图 4-1）。牙髓可因长期受刺激而发生渐进性坏死或髓腔闭锁；亦可因磨损不均而形成锐利的釉质边缘和高陡牙尖，如上颌磨牙颊尖和下颌磨牙舌尖，使牙齿在咀嚼时受到过大的侧方殆力产生殆创伤；或因充填式牙尖造成食物嵌塞，发生龈乳头炎，甚至牙周炎；过锐的牙尖和边缘还可能刺激颊、舌黏膜，形成黏膜白斑或褥疮性溃疡。

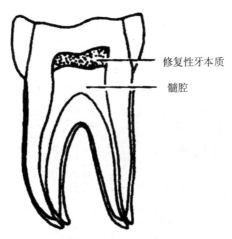

图 4-1 殆面釉质磨损

（3）牙本质继续迅速磨损，可使髓腔暴露，引起牙髓病和根尖周病。

（4）全口牙齿磨损严重，牙冠明显变短，颌间距离过短可导致颞下颌关节病变和关节后压迫症状。

四、防治原则

（1）去除病因：如改正不良习惯、调殆、修复缺失牙及治疗引起磨损的全身疾病等。

（2）对症治疗：磨损引起的牙本质过敏症可行脱敏治疗。

（3）个别牙齿重度磨损与对殆牙之间有空隙的，深的小凹面用充填法治疗；牙齿组织缺损严重者可在牙髓治疗后用高嵌体或全冠修复。

（4）多个牙齿重度磨损可用殆垫适当抬高颌间距离。

第三节　牙微裂

未经治疗的牙齿硬组织由于物理因素的长期作用而出现的临床不易发现的细微裂纹，称为牙微裂（untreatedincompletely，fractured tooth），习惯上称牙隐裂。牙微裂是导致成年人牙齿劈裂，继而牙齿丧失的一种主要疾病。

一、病因

1. 牙齿结构的薄弱环节

正常人牙齿结构中的窝沟和釉板均为牙齿发育遗留的缺陷区，不仅本身的抗裂强度最低，而且是牙齿承受正常𬌗力时应力集中的部位，因此是牙微裂发生的内在条件。

2. 牙尖斜面

牙齿在正常情况下，即使受到应力值最小的0°轴向力时，由于牙尖斜面的存在，在窝沟底部同时受到两个方向相反的水平分力作用，即劈裂力的作用。牙尖斜度愈大，所产生的水平分力愈大。因此，承受𬌗力部位的牙尖斜面是微裂发生的易感因素。

3. 创伤性𬌗力

随着年龄的增长，可由于牙齿磨损不均出现高陡牙尖，正常的咀嚼力则变为创伤性𬌗力。原来就存在的窝沟底部劈裂力量明显增大，致使窝沟底部的釉板可向牙本质方向加深加宽，这是微裂纹的开始。在𬌗力的继续作用下，裂纹逐渐向牙髓方向加深。创伤性𬌗力是牙微裂发生的重要致裂因素。

4. 温度作用

釉质和牙本质的膨胀系数不同，在长期的冷热温度循环下（0～50℃），可使釉质出现裂纹。这点可解释与咬合力关系较小的牙面上微裂的发生。

二、病理

微裂起自窝沟底或其下方的釉板，随𬌗力作用逐渐加深。牙本质中微裂壁呈底朝𬌗面的三角形，其上牙本质小管呈多向性折断，有外来色素与荧光物质沉积。该陈旧断面在微裂牙完全劈裂后的裂面上，可与周围的新鲜断面明显区分。断面及其周边常可见牙本质暴露和并发龋损（图4-2）。

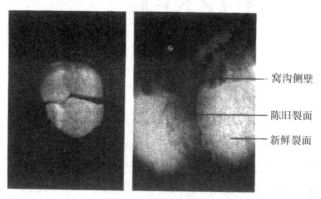

窝沟侧壁

陈旧裂面

新鲜裂面

图4-2　微裂牙劈裂面

三、临床表现

（1）牙微裂好发于中老年患者的磨牙𬌗面，以上颌第一磨牙最多见。

（2）最常见的主诉：较长时间的咀嚼不适或咬合痛，病史长达数月甚至数年。有时咬在某一特殊部位可引起剧烈疼痛。

（3）微裂的位置：磨牙和前磨牙𬌗面细微微裂与窝沟重叠，如磨牙和前磨牙的中央窝沟，上颌磨牙的舌沟，向一侧或两侧延伸，越过边缘嵴。微裂方向多为𬌗面的近远中走行，或沿一主要承受𬌗力的牙尖，如上颌磨牙近中舌尖附近的窝沟走行。偶见颊舌向微裂纹（图 4-3）。

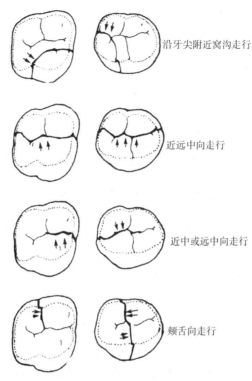

沿牙尖附近窝沟走行

近远中向走行

近中或远中向走行

颊舌向走行

图 4-3　微裂的位置（箭头指处为与牙面窝沟重叠的微裂）

（4）检查所见：患牙多有明显磨损和高陡牙尖，与对殆牙咬合紧密，叩诊不适，侧向叩诊反应明显。不松动但功能动度大。

（5）并发疾病微裂纹达牙本质并逐渐加深的过程，可延续数年，并出现牙本质过敏症、根周膜炎、牙髓炎和根尖周病。微裂达根分歧部或牙根尖部时，还可引起牙髓 - 牙周联合症，最终可导致牙齿完全劈裂。

（6）患者全口殆力分布不均，患牙长期殆力负担过重，即其他部位有缺失牙、未治疗的患牙或不良修复体等。

（7）X 线片可见到某部位的牙周膜间隙增宽，相应的硬骨板增宽或牙槽骨出现 X 线透射区，也可以无任何异常表现。

四、诊断

1. 病史和早期症状

较长期的咬合不适和咬在某一特殊部位时的剧烈疼痛。

2. 叩诊

分别各个牙尖和各个方向的叩诊可以帮助患牙定位，叩痛显著处则为微裂所在位置。

3. 温度试验

当患牙对冷敏感时，以微裂纹处最显著。

4. 裂纹的染色检查

2% ~ 5% 碘酊或其他染料类物可使已有的裂纹清晰可见。

5. 咬楔法

将韧性物，如棉签或小橡皮轮，放在可疑微裂处作咀嚼运动时，可以引起疼痛。

五、防治原则

1. 对因治疗

调整创伤性殆力，调磨过陡的牙尖。注意全口的殆力分布，要尽早治疗和处理其他部位的问题，如修复缺失牙等。

2. 早期微裂的处理

微裂仅限于釉质或继发龋齿时，如牙髓尚未波及，应作间接盖髓后复合树脂充填，调殆并定期观察。

3. 对症治疗

牙髓病、根尖周病应作相应处理。

4. 防止劈裂

在作牙髓治疗的同时，应该大量调磨牙尖斜面，永久充填体选用复合树脂为宜。如果微裂为近远中贯通型，应同时作钢丝结扎或戴环冠，防止牙髓治疗过程中牙冠劈裂。多数微裂牙单用调殆不能消除劈裂性的力量，所以在对症治疗之后，必须及时做全冠保护。

第四节　牙本质过敏症

牙本质过敏症（sensitive tooth）是指牙齿上暴露的牙本质部分受到机械、化学或温度刺激时，产生一种特殊的酸、"软"、疼痛的症状。牙本质过敏症不是一种独立的疾病，而是多种牙体疾病共有的一种症状。因许多患者以该症为主诉而就诊，其发病机制和治疗均有特殊之处，故在此单独叙述。

一、病因与机制

1. 牙本质的迅速暴露

因磨损、酸蚀、楔状缺损、牙周刮治及外伤等原因导致牙本质迅速暴露，而修复性牙本质尚未形成。此时，由于牙髓神经末梢穿过前期牙本质层分布在牙本质中，直达釉牙本质界；牙本质内的造牙本质的细胞突亦从牙髓直达釉牙本质界，并可延伸到釉质内部，形成釉梭；当牙本质暴露后，外界刺激经由神经传导或牙本质小管内的流体动力传导，可立即引起疼痛症状，故牙齿出现对机械、化学、温度刺激后的特殊敏感症状。牙本质过敏症状可自行缓解。

2. 全身应激性增高

当患者身体处于特殊状况时，如神经官能症患者、妇女的月经期和妊娠后期或抵抗力降低时，神经末梢的敏感性增高，使原来一些不足以引起疼痛的刺激亦引起牙齿过敏症；当身体情况恢复正常之后，敏感症状消失。

二、临床表现

主要表现为激发痛，刺激除去后，疼痛立即消失，其中以机械刺激最为显著。诊断时可用探针尖在牙面上寻找1个或数个敏感点或敏感区，引起患者特殊的酸、"软"、痛症状。敏感点可发现在1个牙或多个牙上。在殆面牙本质界或牙颈部釉牙骨质界处最多见。

牙本质敏感指数，根据机械探测和冷刺激敏感部位的疼痛程度分为4度：0°，无痛；1°，轻微痛；2°，可忍受的痛；3°，难以忍受的痛。

三、治疗原则

（1）治疗相应的牙体疾病，覆盖暴露的牙本质。

（2）调磨过高的牙尖。

（3）敏感部位的脱敏治疗①殆面个别敏感点用麝香草酚熨热脱敏。②殆面多个敏感点或区，用碘化银、氨硝酸银或酚醛树脂脱敏。③牙颈部敏感区用含氟糊剂，如75%氟化钠甘油糊剂涂擦脱敏。④全口多个牙殆面或牙颈部敏感，可用氟离子和钙离子导入法脱敏。也可嘱患者自行咀嚼茶叶、生核桃仁或大蒜，前两者中含大量鞣酸，可使牙本质小管中的蛋白质凝固，从而起脱敏作用。或用含氟牙膏涂擦，均可收到一定脱敏效果。近年来，激光脱敏也已取得一定疗效。

（4）全身应激性增高引起的牙灰质过敏症，除局部处理外，可用耳穴刺激疗法。选用喉、牙、肾、神门、交感、心、皮质下等穴位。

第五节　牙髓病学

一、概述

（一）病因

1. 微生物感染

微生物尤其是细菌感染是使牙髓病发生发展的主要因素。能够引发牙髓组织感染的细菌毒力因子相当广泛和复杂，目前被研究得较多的包括胞壁成分、可溶性因子以及毒素等。

（1）脂多糖（LPS）：LPS 的生物活性相当广泛，它所引起的细胞信号级联反应多样而复杂，有关 LPS 的研究已经持续了数十年，但仍在被广泛研究。目前所知，LPS 的信号转导首先通过与其受体（如 CD_{14}、巨噬细胞清道夫受体、B 整合素等）结合，将信号转导致细胞内。LPS 结合蛋白（LPS）参与 LPS 与受体的结合及其在细胞膜的分子锚定，BPI（杀菌性 / 渗透性增加蛋白）、RSLA（降解脱酰的 R. shpaeroides Lipid A）则调节着 LPS 信号的细胞内转导。在细胞内，LPS 不仅调节着多个细胞因子（ILs、TNFst 等）的生物学活性，也通过激活细胞内重要的转录因子（NF-κB、Cbf-α 等）参与广泛的细胞活动。

（2）细菌胞外膜泡（Extracellular vesicles，ECV）:ECA 是细菌外膜向外膨出呈芽状，在形成独立成分游离进入周围微环境的一种泡状膜结构，它是许多革兰阴性菌的一种适应性或功能生物学特征。ECA 作为毒力成分的载体，有完整的膜结构，在毒理学和免疫学特征上与细菌本身相似，所以在某程度上具有细胞样特性。然而它体积小（30 ~ 300 nm），可透过微小间隙、解剖屏障，故又具有大分子样作用，它在形成过程中包容并浓缩了许多细菌固有的成分，游离出来以后，扩展了细菌毒力作用的范围和强度，如 PgECA 能到达深层组织造成远层破坏作用。

（3）细菌及其毒力因子的感染途径。

①经牙体缺损处感染：a. 深龋：近髓或已达牙髓的龋洞是最常见的途径。根据研究，当覆盖牙髓的牙本质厚度小于 0.2 mm 时，髓腔内就可能找到细菌，有时细菌未进入髓腔，但其细菌毒素可通过牙本质小管进入髓腔引起牙髓炎症。正常的牙髓对龋病的反应是在相应的髓腔壁上沉积修复性牙本质，以阻止病变波及牙髓，但当龋病进展快于修复性牙本质沉积速度时，易致露髓，细菌可直接感染牙髓；b. 近髓或已达到牙髓的楔状缺损，多发生在尖牙或前磨牙；c. 畸形中央尖折断或被磨损露髓，多发生在下颌前磨牙；d. 畸形舌侧沟和畸形舌侧窝；e. 隐裂深达髓腔；f. 重度磨损已近髓或露髓；g. 外伤性牙折露髓和钻磨牙体时意外露髓。

②通过牙周袋：微生物及其毒素可通过根分叉处和根旁侧的侧根管、根尖孔管处，侵入牙髓，这种感染，临床上常称为逆行性感染，因其牙髓病变一般从根髓开始，继而上升至冠髓及至整个牙髓组织。

③血源感染：经过血液而侵入牙髓，但这种途径十分罕见。在其他脏器患急病性感染时，可产生菌血症或败血病，微生物及其毒素有可能经过血液侵入牙髓，引起牙髓炎症，这种感染称为血源性牙髓炎。临床发现健康人血液循环中有菌血症的占 10%。牙体、牙龋手术及其他手术如拔牙等占百分率更高，所以，相当多的人带有短暂的菌血症。

2. 化学刺激

（1）药物刺激：在进行牙体修复时，如果选用的消毒物不当，可以对牙髓组织造成严重损伤。硝酸银、酚类、醛类药物对牙髓组织都有很强的刺激性。

（2）修复性刺激：如深洞直接用磷酸锌水门汀热垫底；残留牙本质较薄的洞形和复合树脂修复；酸蚀剂使用不当等。

3. 物理刺激

（1）温度刺激：制洞时如使用气涡轮机必须喷水降温，否则导致牙髓充血引起炎症。

（2）电流刺激：口腔内如有两种不同金属的修复物接触，通过唾液可产生电位差，对牙髓有一定刺激。

（3）气压变化的影响：在高空飞行或深水潜泳时，气压变化可导致牙髓病变急性发作。

（4）创伤：包括咬拾创伤、外伤等。

（5）全身因素：有报道糖尿病等可引起牙髓退变，但血源性感染引起的牙髓病极少见。

（二）分类与转归

1. 组织病理学分类

牙髓在组织学上变异很大，所谓"正常牙髓"和各种不同类型的"病变牙髓"常存在着移行阶段和重叠现象。因此，即使采用组织病理学的方法，要将牙髓状况的各阶段准确地进行分类有时也是困难的。临床医师可以根据患者提供的症状及各种临床检查结果来推测患牙牙髓的病理损伤特点。从临床治疗的角度来看，对于那些需做摘除牙髓的病理学表现的诊断实际上只对选择治疗方法起一个参考作用，因而无须准确做出牙髓疾病的组织学诊断。而对那些需要保存活髓的患牙，却需对牙髓的病理状态及恢复能力做出正确的估计。

在组织病理学上，一般将牙髓分为正常牙髓和病变牙髓两种。对于病变牙髓一直沿用如下分类：

（1）牙髓充血：生理性牙髓充血；病理性牙髓充血。

（2）急性牙髓炎。

①急性浆液性牙髓炎：急性局部性浆液性牙髓炎；急性全部性浆液性牙髓炎。

②急性化脓性牙髓炎：急性局部性化脓性牙髓炎；急性全部性化脓性牙髓炎。

（3）慢性牙髓炎。

①慢性闭锁型牙髓炎。

②慢性溃疡型牙髓炎。

③慢性增生型牙髓炎。

（4）牙髓坏死与坏疽。

（5）牙髓退变：空泡性变、纤维变性、网状萎缩、钙化。

（6）牙内吸收：Seltzer 从人牙组织学连续切片检查结果中发现，不可能将所见到的牙髓病变按上述分类法划分。他提出如下的分类：①完整无炎症牙髓。②萎缩性牙髓（包括各种退行性变）。③完整牙髓，但有散在的慢性炎症细胞（称为移行阶段）。④慢性局部性牙髓炎（包括部分液化性坏死或部分凝固性坏死）。⑤慢性全部性牙髓炎（包括局部液化性坏死或局部凝固性坏死）。⑥全部牙髓坏死。无炎症牙髓出现的萎缩性变化可能与既往的治疗或龋病史有关。对临床医师来说，重要的是需要判断患牙的牙髓是否可通过实施一些临床保护措施而得以保留其生活状态且不出现临床症状。因此，在临床上需要一套更为实用的分类和诊断标准。

2. 临床分类

根据牙髓病的临床表现和治疗预后可分为：

（1）可复性牙髓炎。

（2）不可复性牙髓炎：①急性牙髓炎（包括慢性牙髓炎急性发作）。②慢性牙髓炎（包括残髓炎）。③逆行性牙髓炎。

（3）牙髓坏死。

（4）牙髓钙化：①髓石。②弥漫性钙化。

（5）牙内吸收。

3. 转归

牙髓为疏松结缔组织，被包裹在四周皆为坚硬的牙本质壁内，一旦发生炎症，其组织解剖特点决定了髓腔内的炎性渗出物无法得到彻底引流，局部组织压增高，使感染容易很快扩散到全部牙髓，并压迫神经产生剧烈疼痛。因为牙髓与机体的联系主要是借助于狭窄的根尖孔与根尖周围组织相通连，所以，在发生炎症时组织几乎不能建立侧支循环，严重地限制了其恢复能力，使其易于走向坏死。牙髓炎病变过程随着外界刺激物及机体抵抗力的变化，可有3种趋向：①当外界刺激因素被消除后，牙髓的炎症受到控制，机体修复能力得以充分发挥，牙髓组织逐渐恢复正常。此种情况多见于患牙根尖孔较为粗大，牙髓炎症较轻微，全身健康状况良好时。②当外界刺激长期存在，刺激强度并不很强或刺激减弱，或牙髓炎症渗出物得到某种程度的引流时，牙髓病变则呈现慢性炎症表现，或成为局限性化脓灶。③外界刺激较强且持续存在，致使牙髓的炎症进一步发展，局部组织发生严重缺氧、化脓、坏死，以至全部牙髓均失去生活能力。

二、临床表现及诊断

（一）可复性牙髓炎

可复性牙髓炎（reversible pulpitis）是牙髓组织以血管扩张、充血为主要病理变化的初期炎症表现，它相当于牙髓病的组织病理学分类中的"牙髓充血"。由于"充血"是炎症全过程中自始至终的一种病理表现，因而，严格地讲"牙髓充血"既不能构成一种组织学诊断，也更谈不上作为临床诊断用语了。在临床实际工作中，若能彻底去除作用于患牙上的病原刺激因素，同时给予患牙适当的治疗，患牙牙髓是可以恢复到原有的状态。基于这一临床特点，将其称为"可复性牙髓炎"更符合实际。但若外界刺激持续存在，则牙髓的炎症继续发展，患牙转成不可复性牙髓炎。

1. 临床表现

（1）症状：当患牙受到冷、热温度刺激或甜、酸化学刺激时，立即出现瞬间的疼痛反应，尤其对冷刺激更敏感，刺激去除，疼痛随即消失。无自发性疼痛。

（2）检查：①患牙常见有接近髓腔的牙体硬组织病损，如深龋、深楔状缺损，或可查及患牙有深牙周袋，也可受累于咬合创伤。②患牙对温度测验表现为一过性敏感，且反应迅速，尤其对冷测反应较强烈。当去除刺激后，症状仅持续数秒即缓解。进行牙髓活力电测验时，患牙亦呈一过性敏感反应。③叩诊反应同正常对照牙，即为阴性。

2. 诊断要点

（1）主诉对温度刺激一过性敏感，但无自发痛的病史。

（2）可找到能引起牙髓病变的牙体病损或牙周组织损害等病因。

（3）对牙髓活力测验的反应阈值降低，相同的刺激，患牙常可出现一过性敏感。

3. 鉴别诊断

（1）深龋：患有深龋的患牙对温度刺激也敏感，但往往是当冷、热刺激进入深龋洞内才出现疼痛反应，且其刺激去除后症状并不持续。在实际临床检查时，深龋与可复性牙髓炎有时很难区别，此时可按可复性牙髓炎的治疗进行处理。

（2）不可复性牙髓炎：可复性牙髓炎与不可复性牙髓炎的区别关键在于前者绝无自发痛病史，后者一般有自发痛史，且温度刺激去除后，不可复性牙髓炎的疼痛反应持续时间较长久，有时可出现轻度叩痛。在临床上，若可复性牙髓炎与无典型自发痛症状的慢性牙髓炎一时难以区分时，可先采用诊断性治疗的方法即用氧化锌丁香油酚粘固剂进行安抚治疗，在观察期内视是否出现自发痛症状再明确诊断。

（3）牙本质过敏：牙本质过敏症患有牙本质过敏症的患牙往往对探、触等机械刺激和酸、甜等化学刺激更敏感。而可复性牙髓炎主要是对冷、热温度刺激一过性敏感。

（二）不可复性牙髓炎

不可复性牙髓炎（irreversible pulpitis）是一类病变较为严重的牙髓炎症，可发生于牙髓的某一局部，也可能涉及全部牙髓，甚至在炎症中心部位已发生不同程度的坏死。上述发生在牙髓组织中的炎症的范围和性质在临床上很难得以准确区分，而且此类牙髓炎症自然发展的最终结局均为全部牙髓坏死，几乎没有恢复正常的可能，临床治疗上只能选择摘除牙髓以去除病变的方法。所以，将这一类牙髓炎、症统称为不可复性牙髓炎。但按其临床发病和病程经过的特点，又可分为急性牙髓炎（包括慢性牙髓炎急性发作）、慢性牙髓炎、残髓炎和逆行性牙髓炎。

1. 急性牙髓炎

急性牙髓炎（acute pulpitis）的临床特点是发病急，疼痛剧烈。临床上绝大多数属于慢性牙髓炎急性发作的表现，龋源性者尤为显著。无慢性过程的急性牙髓炎多出现在牙髓受到急性的物理损伤、化学刺激以及感染等情况下，如手术切割牙体组织等导致的过度产热、充填材料的化学刺激等。

必须加以说明的是应该对临床上表现出来的急性症状与组织病理学上的急性炎症区分开来。真正意义上的急性牙髓炎很少引起疼痛，因为从组织病理学的角度来看，所谓的急性炎症过程是短暂的，很快就会转为慢性炎症或因得到引流而使急性炎症消退。但是，由炎症引起的急性症状却可持续较长时间，给患者造成巨大痛苦。出现疼痛的牙髓炎症多数为慢性炎症，而且炎症常已存在了相当长的时间。如在深龋的进展过程中，牙髓早已有了慢性炎症，而此时，在临床上可能还未出现典型的急性症状。疼痛症状的出现常与作为渗出物引流通道的冠部开口被堵塞有关。因此，在临床诊断时，可将有急性疼痛症状出现者视为慢性炎症的急性发作。

1）临床表现

（1）症状：急性牙髓炎（包括慢性牙髓炎急性发作）的主要症状是剧烈疼痛，疼痛性质具有下列特点：①自发性阵发性痛。在未受到任何外界刺激的情况下，突然发生剧烈的自发性尖锐疼痛，疼痛可分为持续过程和缓解过程，即所谓的阵发性发作或阵发性加重。在炎症的早期，疼痛持续的时间较短，而缓解的时间较长，可能在一天之内发作二三次，每次持续数分钟。到炎症晚期，则疼痛的持续时间延长，可持续数小时甚至一整天，而缓解时间缩短或根本就没有疼痛间歇期。炎症牙髓出现化脓时，患者可主诉患牙有搏动性跳痛。②夜间痛。疼痛往往在夜间发作，或夜间疼痛较白天剧烈。患者常因牙痛而难以入眠或从睡眠中痛醒。③温度刺激加剧疼痛。冷、热刺激可激发患牙的剧烈疼痛。若患牙正处于疼痛发作期内，温度刺激可使疼痛更为加剧。如果牙髓已有化脓或部分坏死，则患牙可表现为所谓的"热痛冷缓解"。这可能是因为牙髓的病变产物中有气体，受热后使其膨胀，致使髓腔内压力进一步增高，遂产生剧痛。反之，冷空气或凉水可使气体体积收缩，减小压力而缓解疼痛。临床上常见到患者携带凉水瓶就诊，随时含漱冷水进行暂时止痛。④疼痛不能自行定位。疼痛发作时，患者大多不能明确指出患牙。疼痛呈放散性或牵涉性，常常是沿三叉神经第二支或第三支分布区域放射至患牙同侧的上、下颌牙或头、颞、面部。但这种放散痛绝不会放散到患牙的对侧区域。

（2）检查：①患牙可查及极近髓腔的深龋或其他牙体硬组织疾患，有时也可见牙冠有充填体存在或可查到患牙有深牙周袋。②探诊常可引起剧烈疼痛，有时可探及微小穿髓孔，并可见有少许脓血自穿髓孔流出。③温度测验时，患牙的反应极其敏感或表现为激发痛。刺激去除后，疼痛症状要持续一段时间。也可表现为热测激发痛，冷测则缓解。进行牙髓活力电测验时，患牙的牙髓若处于早期炎症阶段，其反应性增强。若处于晚期炎症，则表现为迟钝。④牙髓的炎症处于早期阶段时，患牙对叩诊无明显不适；处于晚期炎症的患牙，因牙髓炎症的外围区已波及根尖部的牙周膜，因此可出现垂直方向的轻度叩痛。

2）诊断要点

（1）典型的疼痛症状。自发痛、夜间痛、冷热激发痛、放散痛。

（2）患牙可被查到有引起牙髓病变的牙体损害或其他病因。

（3）牙髓活力测验，尤其温度测验结果以及叩诊反应可帮助定位患牙。对患牙的确定是诊断急性牙髓炎的关键。

3）鉴别诊断

急性牙髓炎的主要症状为剧烈的牙痛。因此，在临床上遇到因牙痛主诉就诊的患者，应注意与那些可引起牙痛症状的其他疾病进行鉴别。

（1）三叉神经痛：三叉神经痛的发作一般有疼痛"扳机点"，患者每触及该点即诱发疼痛。患者在诉说病史时，往往忽略此点，应特别加以详细询问。再者三叉神经痛很少在夜间发作，且冷、热温度刺激并不引发疼痛。

（2）龈乳头炎：龈乳头炎也可出现剧烈的自发性疼痛，但疼痛性质为持续性胀痛，对温度测验的反应为敏感，一般不会导致激发痛，患者对疼痛多可定位。检查时可发现患者所指示的部位龈乳头有充血、水肿现象，触痛极为明显。患处两邻牙间可见有食物嵌塞的痕迹或可问及食物嵌塞史。一般不能查及可引起牙髓炎的牙体硬组织损害及其他疾患。

（3）急性上颌窦炎：患有急性上颌窦炎时，患侧的上颌后牙可出现类似牙髓炎的疼痛症状。这是因为上颌后牙根尖区的解剖部位恰与上颌窦底相邻接，且分布于该区域牙髓的神经是先经过上颌窦侧壁或窦底后再进入根尖孔内的。因此，上颌窦内的急性炎症可牵涉到相应上颌后牙的牙髓神经而引发"牙痛"，此时疼痛也可放散至头面部而易被误诊。但通过仔细检查，可发现在急性上颌窦炎时所出现的疼痛为持续性胀痛，患侧的上颌前磨牙和磨牙可同时受累而致二三颗牙均有叩痛，但无引起牙髓炎的牙体组织疾患。上颌窦前壁可出现压痛，同时，患者还可能伴有头痛、鼻塞、脓涕等上呼吸道感染的症状。

2. 慢性牙髓炎

慢性牙髓炎（chronic pulpitis）是临床上最为常见的一型牙髓炎，有时临床症状很不典型，容易误诊而延误治疗。

1）临床表现

慢性牙髓炎一般不发生剧烈的自发性疼痛，但有时可出现不甚明显的阵发性隐痛或者每日出现定时钝痛。慢性牙髓炎的病程较长，患者可诉有长期的冷、热刺激痛病史。因此，炎症容易波及全部牙髓及根尖部的牙周膜，致使患牙常表现有咬𬌗不适或轻度的叩痛。患者一般多可定位患牙。

根据组织病理学的检查结果，视髓腔是否已被穿通而将慢性牙髓炎分为慢性闭锁型牙髓炎和慢性开放型牙髓炎。前者患牙的牙髓尚未暴露，而后者髓腔已与外界相通。由于牙髓的血液供应等条件的不同，髓腔呈暴露状的牙髓所表现出来的组织反应也不同，因而又有了溃疡型和增生型之分。在临床上，这3型慢性牙髓炎除了具有慢性牙髓炎共同的表现之外，无论是患者主诉的症状还是临床检查的体征又各自有其特点，现分述如下：

（1）慢性闭锁型牙髓炎

①症状：无明显的自发痛。但曾有过急性发作的病例或由急性牙髓炎转化而来的病例则可诉及有剧烈自发痛的病史，也有无自发痛症状者。几乎所有患者都有长期的冷、热刺激痛病史。

②检查：a. 查及深龋洞、冠部充填体或其他近髓的牙体硬组织疾患；b. 洞内探诊患牙感觉较为迟钝，去净腐质后无肉眼可见的露髓孔；c. 患牙对温度测验和电测验的反应多为迟缓性反应，或表现为迟钝；d. 多有轻度叩痛（+）或叩诊不适感（-）。

（2）慢性溃疡型牙髓炎

①症状：多无自发痛，但患者常诉有当食物嵌入患牙洞内即出现剧烈的疼痛。另一典型症状是当冷、热刺激激惹患牙时，会产生剧痛。

②检查：a. 查及深龋洞或其他近髓的牙体损害。患者由于怕痛而长期废用患牙，以至可见患牙有大量软垢、牙石堆积，洞内食物残渣嵌入较多；b. 去除腐质，可见有穿髓孔。用尖锐探针探查穿髓孔时，浅探不痛，深探剧痛且见有少量暗色血液渗出；c. 温度测验表现为敏感；d. 一般没有叩痛，或仅有极轻微的叩诊不适。

（3）慢性增生性牙髓炎：此型牙髓炎的发生条件是患牙根尖孔粗大，血运丰富以及穿髓孔较大，足以允许炎症牙髓增生呈息肉状并自髓腔突出。因此，慢性增生性牙髓炎多见于青少年患者。

①症状：一般无自发痛，有时可有患者诉说进食时患牙疼痛或有进食出血现象。因此长期不敢用患侧咀嚼食物。

②检查：患牙大而深的龋洞中有红色的肉芽组织，即牙髓息肉，它可充满整个洞内并达𬌗面，探之无痛但极易出血，由于长期的废用，常可见患牙及其邻牙有大量牙石堆积。

当查及患牙深洞处有息肉时，临床上要注意与牙龈息肉和牙周膜息肉相鉴别。牙龈息肉多是在患牙邻𬌗面出现龋洞时，由于食物长期嵌塞加之患牙龋损处粗糙边缘的刺激，牙龈乳头向龋洞增生所形成的息肉样物体。牙周膜息肉系于多根牙的龋损发展过程中，不但髓腔被穿通，而且髓室底亦遭到破坏，外界刺激使根分叉处的牙周膜反应性增生，息肉状肉芽组织穿过髓底穿孔处进入髓室，外观极像牙髓息肉。在临床上进行鉴别时，可用探针探查息肉的蒂部以判断息肉的来源。当怀疑为牙龈息肉时，还可自蒂部将其切除，见出血部位位于患牙邻面龋洞龈壁外侧的龈乳头位置即可证实判断。对牙髓息肉和牙周膜息肉进行鉴别时，应仔细探查髓室底的完整性，摄X线片可辅助诊断。

2）诊断要点

（1）可以定位患牙，有长期冷、热刺激痛病史和（或）自发痛史。

（2）可查到引起牙髓炎的牙体硬组织疾患或其他病因。

（3）患牙对温度测验的异常表现。

（4）叩诊反应可作为很重要的参考指标。

在临床上诊断慢性牙髓炎可以不再细分为闭锁型、溃疡型及增生型。这是因为临床对洞底是否与髓腔穿通的检查结果与实际的组织学表现常有出入，再者从治疗方法的选择上这3种类型也无区别。因此，临床仅对患牙明确诊断出"慢性牙髓炎"即可。还有一点需要注意的是当无典型临床表现的深龋患牙，在去净腐质时发现有露髓孔，甚或在去腐未净时已经露髓，亦即诊断为"慢性牙髓炎"。

3）鉴别诊断

（1）深龋：无典型自发痛症状的慢性牙髓炎有时与深龋不易鉴别。可参考温度测验结果进行判断。深龋患牙往往是当温度刺激进入洞内才出现敏感症状，刺激去除后症状立即消失；而慢性牙髓炎对温度刺激引起的疼痛反应会持续较长时间。另外，慢性牙髓炎可出现轻叩痛，而深龋患者对叩诊的反应与正常对照牙相同，即为阴性。

（2）可复性牙髓炎：见本节可复性牙髓炎鉴别诊断。

（3）干槽症：患侧近期有拔牙史。检查可见牙槽窝空虚，骨面暴露，出现臭味。

拔牙窝邻牙虽也可有冷、热刺激敏感及叩痛，但无明确的牙髓疾患指征。

3. 残髓炎

残髓炎（residual pulpitis）属于慢性牙髓炎，因其发生在经牙髓治疗后由于残留了少量炎症根髓或多根牙遗漏了未做处理的根管，所以命名为残髓炎。由于残髓炎在临床表现及诊断上有一定特点，所以将它单列叙述。

1）临床表现

（1）症状：残髓炎的临床症状与慢性牙髓炎的疼痛特点相似，常表现为自发性钝痛、放散性痛、温度刺激痛。因炎症发生于近根尖孔处的根髓组织，所以患牙多有咬𬌗不适感或轻微咬𬌗痛。患牙均有牙髓治疗的病史。

（2）检查：①患牙牙冠有做过牙髓治疗的充填体。②对患牙施以强冷或强热刺激进行温度测验，其反应可为迟缓性痛或稍有感觉。③叩诊轻度疼痛（＋）或不适感（±）。④去除患牙充填物，用根管器械探查病患根管深部时有感觉或疼痛。

2）诊断要点

（1）有牙髓治疗史。

（2）有牙髓炎症状表现。

（3）强温度刺激患牙有迟缓性痛以及叩诊疼痛。

（4）探查根管有疼痛感觉即可确诊。

4. 逆行性牙髓炎

逆行性牙髓炎（retrograde pulpitis）的感染来源于患牙牙周病所致的深牙周袋。袋内的细菌及毒素通过根尖孔或侧、副根管逆行进入牙髓，引起根部牙髓的慢性炎症，也可由局限的慢性牙髓炎急性发作。因为此型牙髓炎的感染走向与通常由冠部牙髓开始、逐渐向根部牙髓进展的牙髓炎方向相反，故名逆行性牙髓炎。感染通过近牙颈部和根分叉部侧支根管引起的牙髓发炎多为局限性牙髓炎，疼痛并不非常剧烈。而由根尖方向引起的逆行性牙髓炎对牙髓血运影响极大，临床上可以急性牙髓炎表现出来。逆行性牙髓炎是牙周牙髓联合征的一型。

1）临床表现

（1）症状：患牙可表现为自发痛，阵发痛，冷、热刺激痛，放散，夜间痛等典型的急性牙髓炎症状。也可呈现为慢性牙髓炎的表现，即冷、热刺激敏感或激发痛以及不典型的自发钝痛或胀痛。患牙均有长时间的牙周炎病史，可诉有口臭、牙齿松动、咬𬌗无力或咬𬌗疼痛等不适症状。

（2）检查：①患牙有深达根尖区的牙周袋或较为严重的根分叉病变。牙龈水肿、充血、牙周袋溢脓。牙可有不同程度的松动。②无引发牙髓炎的深龋或其他牙体硬组织疾病。③对多根患牙牙冠的不同部位进行温度测验，其反应可为激发痛、迟钝或无反应。这是由于同一牙不同根管内的牙髓病理状态不同所致。④患牙对叩诊的反应为轻度疼痛（+）至中度疼痛（++）。⑤X线片显示患牙有广泛的牙周组织破坏或根分叉病变。

2）诊断要点

（1）患者有长期的牙周炎病史。

（2）近期出现牙髓炎症状。

（3）患牙未查及引发牙髓病变的牙体硬组织疾病。

（4）患牙有严重的牙周炎表现。

5. 牙髓坏死

牙髓坏死（pulp necrosis）常由各型牙髓炎发展而来，也可因外伤打击，正畸矫治所施加的过度创伤力，修复治疗对牙体组织进行预备时的过度手术切割产热以及使用某些修复材料（如硅酸盐粘固剂、复合树脂）所致的化学刺激或微渗漏而引起。当牙髓组织发生严重的营养不良及退行性变性时，由于血液供应的严重不足，最终可发展为牙髓坏死，又称为渐进性坏死，多见于老年人。坏死的牙髓组织有利于细菌的定植，即所谓的引菌作用，因此，它比健康的牙髓更易于被细菌所感染。牙髓坏死如不及时进行治疗，病变可向根尖周组织发展，导致根尖周炎。

1）临床表现

（1）症状：患牙一般没有自觉症状，也可见有以牙冠变色为主诉前来就诊者。变色的原因是牙髓组织坏死后红细胞破裂致使血红蛋白分解产物进入牙本质小管。常可追问出自发痛史、外伤史、正畸治疗史或充填、修复史等。

（2）检查：①牙冠可存在深龋洞或其他牙体硬组织疾患，或是有充填体深牙周袋等。也可见有完整牙冠者。②牙冠变色，呈暗黄色或灰色，失去光泽。③牙髓活力测验无反应。④叩诊阴性（-）或不适感（±）。⑤牙龈无根尖来源的窦道。⑥X线片显示患牙根尖周影像无明显异常。

2）诊断要点

（1）无自觉症状。

（2）牙冠变色、牙髓活力测验结果和X线片的表现。

（3）牙冠完整情况及病史可作为参考。

3）鉴别诊断

慢性根尖周炎：患有慢性根尖周炎的病牙也可无明显的临床自觉症状。有瘘管的慢性根尖周炎在进行临床检查时，可发现牙龈上有由患牙根尖来源的瘘管口。拍照X线片，若发现有根尖周骨质影像密度减低或根周膜影像模糊、增宽，即可以此做出鉴别诊断。

6. 牙髓钙化

当牙髓的血液循环发生障碍时，会造成牙髓组织营养不良，出现细胞变性，钙盐沉积，形成微小或大块的钙化物质。牙髓钙化（pulp calcification）有两种形式，一种是结节性钙化，又称作髓石，髓石或是游离于牙髓组织中或是附着在髓腔壁上。另一种是弥漫性钙化，甚至可造成整个髓腔闭锁。后者多发生在外伤后的患牙，也可见于经氢氧化钙盖髓治疗或活髓切断术后的病例。

1）临床表现

（1）症状：髓石一般并不引起临床症状。个别情况出现与体位有关的自发痛，也可沿三叉神经分布区域放散，一般与温度刺激无关。

（2）检查：①患牙对牙髓活力测验的反应可异常，表现为迟钝或敏感。②X线片显示髓腔内有阻射的钙化物（髓石）或呈弥漫性阻射影像而致使原髓腔处的透射区消失。

2）诊断要点

（1）X线检查结果作为重要的诊断依据。

（2）需排除由其他原因引起的自发性放散痛的疾病后，且经过牙髓治疗后疼痛症状得以消除，方能确诊。

（3）有外伤或氢氧化钙治疗史者可作为参考。

当临床检查结果表明患牙是以其他可引起较严重临床症状的牙髓疾病（如牙髓炎、根尖周炎等）为主，同时合并牙髓钙化性病变时，则以引起牙髓症状的牙髓疾病作为临床诊断。

3）鉴别诊断

三叉神经痛髓石引起的疼痛虽然也可沿三叉神经分布区域放射，但无扳机点。主要与体位有关。用X线检查的结果可作为鉴别诊断的参考，而经诊断性治疗（牙髓治疗）后，视疼痛是否消失得以鉴别。

（三）牙内吸收

牙内吸收（internal resorption）是指正常的牙髓组织变为肉芽组织，其中的破牙本质细胞从髓腔内部开始吸收牙体硬组织，使髓腔壁变薄，严重者可造成病理性牙折。

牙内吸收的原因尚不明了，但多发生于受过外伤的牙、再植牙及做过活髓切断术或盖髓术的牙。

1. 临床表现

（1）症状：一般无自觉症状，多在X线片检查时偶然发现。少数病例可出现自发性阵发痛、放散痛和温度刺激痛等牙髓炎症状。

（2）检查：①内吸收发生在髓室时，肉芽组织的颜色可透过已被吸收成很薄的牙体硬组织层而使牙冠呈现为粉红色。有时可见牙冠出现小范围的暗黑色区域。内吸收发生在根管内时，牙冠的颜色没有改变。②患牙对牙髓测验的反应可正常，也可表现为迟钝。③叩诊阴性（－）或出现不适感（±）。④X线片显示髓腔内有局限性不规则的膨大透影区域，严重者可见内吸收处的髓腔壁被穿通，甚至出现牙根折断线。

2. 诊断要点

（1）X线片的表现作为主要依据。

（2）病史和临床表现作为参考。

微信扫码
◆临床科研
◆医学前沿
◆临床资讯
◆临床笔记

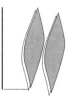

第五章　唾液腺疾病

第一节　唾液腺炎症

根据感染性质，唾液腺炎症（sialadenitis）以化脓性、病毒性及特异性感染为主，也可由放射性损伤、药物过敏等原因所致。腮腺最常见，其次为下颌下腺，而舌下腺及小唾液腺极少见。

一、急性化脓性腮腺炎

急性化脓性腮腺炎（acute pyogenic parotitis）常见于腹部大手术以后，故又称为手术后腮腺炎（postoperative parotitis）：由于加强了手术前后的处理，注意体液平衡和口腔清洁，以及有效抗菌药物的应用，手术后并发的腮腺炎已很少见，多系慢性腮腺炎基础上的急性发作或邻近组织急性炎症的扩散。

（一）病因及病原菌

急性化脓性腮腺炎的病原菌是葡萄球菌，主要是金黄色葡萄球菌，其次为链球菌，而肺炎双球菌、奋森螺旋体少见。这些细菌通常存在于口腔内，当罹患严重的全身疾病，如脓毒血症、急性传染病等，患者机体抵抗力及口腔生物学免疫力降低；且因高热、脱水、进食及咀嚼运动减少，唾液分泌也相应减少，机械性冲洗作用降低，口腔内致病菌经导管口逆行侵入腮腺。严重的代谢紊乱，如腹部大手术后，由于禁食，反射性唾液腺功能降低或停止，唾液分泌明显减少，易发生逆行性感染。

腮腺区损伤及邻近组织急性炎症的扩散也可引起急性腮腺炎。腮腺淋巴结的急性化脓性炎症，破溃扩散后波及腺实质，引起继发性急性腮腺炎，但其病情较上述原发性急性腮腺炎轻。

（二）临床表现

常为单侧受累，双侧同时发生者少见。炎症早期，症状轻微或不明显，腮腺区轻微疼痛、肿大、压痛。导管口轻度红肿、疼痛。若处理及时，可使炎症消散。若未能及时控制，炎症进一步发展，则可使腺组织化脓、坏死。此时疼痛加剧，呈持续性疼痛或跳痛，腮腺区以耳垂为中心肿胀明显，耳垂被上抬。进一步发展，炎症扩散到腮腺周围组织，伴发蜂窝织炎皮肤发红、水肿，呈硬性浸润，触痛明显，可出现轻度开口受限，腮腺导管口明显红肿，轻轻按摩腺体可见脓液自导管口溢出，有时甚至可见脓栓堵塞于导管口。患者全身中毒症状明显，体温可高达40℃以上，脉搏、呼吸加快，白细胞总数增加，中性粒细胞比例明显上升，核左移，可出现中毒颗粒。

纤维结缔组织将腮腺分隔为很多小叶，腮腺炎形成的脓肿多为散在的多发性脓肿，分散在小叶内。腮腺浅面的腮腺咬肌筋膜非常致密，脓肿未穿破以前不易扪及波动感而呈硬性浸润块。穿破腮腺包膜后，脓液进入邻近组织或间隙，引起其他间隙的蜂窝织炎或脓肿。腮腺深面的包膜薄弱，脓肿穿破后可进入咽旁或咽后间隙，或沿着颈部间隙往下扩散到纵隔，向上可通过颅底扩散到颅内，通过这些途径扩散的机会不多，一旦发生，则病情严重而危险。

（三）诊断及鉴别诊断

急性化脓化腮腺炎依靠病史及临床检查，诊断并不困难。急性化脓性腮腺炎不宜行腮腺造影，以免造影剂透过肿胀、薄弱的导管壁进入腺体外组织。诊断时需与以下疾病相鉴别：

1. 流行性腮腺炎

大多发生于儿童，有传染接触史，常双侧腮腺同时或先后发生，一般一次感染后可终身免疫。腮腺肿大、充血、疼痛，但腮腺导管口无红肿，唾液分泌清亮无脓液。外周血检测白细胞计数正常，分类中淋巴细胞比例增高，急性期血液及尿淀粉酶可能升高。

2. 咬肌间隙感染

主要系牙源性感染，如下颌阻生智牙冠周炎，有牙病史。肿胀中心及压痛点位于下颌角部，开口受限明显，腮腺导管口无红肿，分泌清亮。

（四）预防

本病主要系脱水及逆行感染所致，故对接受腹部大手术及患严重全身性疾病的患者，应加强护理，保持体液平衡，加强营养及抗感染，同时应加强口腔卫生，食后漱口、刷牙，并可用过氧化氢或氯己定液清洗口腔。

（五）治疗

诊断一经确定，应立即采取积极的治疗措施。

1. 针对发病原因

纠正机体脱水及电解质紊乱，维持体液平衡。必要时输复方氨基酸等以提高机体抵抗力。

2. 选用有效抗生素

应用大剂量青霉素或适量头孢霉素等抗革兰氏阳性球菌的抗生素，并从腮腺导管口取脓性分泌物作细菌培养及药敏试验，选用最敏感的抗生素。

3. 其他保守治疗

炎症早期可用热敷、理疗、外敷如意金黄散，饮用酸性饮料、口含维生素 C 片或口服 1% 毛果芸香碱（pilocarpine）3 ~ 5 滴（2 ~ 3 mg），每日 2 ~ 3 次，可增加唾液分泌。温热的硼酸、碳酸氢钠溶液等消毒漱口剂也有助于炎症的控制。

4. 切开引流

已发展至化脓时，必须切开引流。其指征是局部有明显的凹陷性水肿，局部有跳痛并有局限性压痛点；穿刺抽出脓液或腮腺导管口有脓液排出；全身感染中毒症状明显。切开引流的方法是局部浸润麻醉，耳前及下颌支后缘处从耳屏往下至下颌角作切口，切开皮肤、皮下组织及腮腺咬肌筋膜。脓液积聚于筋膜下者，即可得到引流。如无脓液溢出，可用弯血管钳插入腮腺实质的脓腔中引流脓液。因常为多发性脓肿，应注意向不同方向分离，分开各个腺小叶的脓腔。冲洗后置橡皮引流条，以后每天用生理盐水冲洗，更换引流条。

二、慢性复发性腮腺炎

慢性复发性腮腺炎（chronic recurrent parotitis）可见于儿童和成人，但其转归很不相同。

（一）病因

儿童复发性腮腺炎的病因较复杂。腮腺先天性结构异常或免疫缺陷，成为潜在的发病因素。儿童期免疫系统发育不成熟，免疫功能低下，容易发生逆行性感染。上呼吸道感染或口腔内存在炎性病灶时，细菌可通过腮腺导管口逆行感染。成人复发性腮腺炎为儿童复发性腮腺炎延期愈合而来。

（二）临床表现

儿童复发性腮腺炎可发生于任何儿童期，但以 5 岁左右最为常见。男性多于女性。可突发，也可逐渐发病。腮腺反复肿胀，伴不适，肿胀不如流行性腮腺炎明显，仅有轻度水肿，皮肤可潮红。挤压腺体可见导管口有脓液或胶冻状液体溢出，少数有脓肿形成。间隔数周或数月发作一次不等。年龄越小，间隔时间越短，越易复发。随着年龄增长，间隙期延长，持续时间缩短。

（三）诊断及鉴别诊断

诊断主要根据临床表现及腮腺造影。腮腺造影显示末梢导管呈点状、球状扩张，排空迟缓，主导管及腺内导管无明显异常。

儿童复发性腮腺炎需与流行性腮腺炎相鉴别。流行性腮腺炎常双侧同时发生，伴发热，肿胀更明显，腮腺导管口分泌正常，罹患后多终身免疫，无反复肿胀史。

成人复发性腮腺炎需与舍格伦综合征相鉴别。后者多见于中年女性，无自幼发病史，常有口干、眼干及结缔组织疾病。腮腺造影显示主导管扩张不整，边缘毛糙，呈葱皮样或花边样改变。

（四）治疗

儿童复发性腮腺炎具有自愈性，大多在青春期后痊愈。因此，以增强抵抗力、防止继发感染、减少发作为原则。嘱患儿多饮水，每天按摩腮腺帮助排空唾液，用淡盐水漱口，保持口腔卫生。咀嚼无糖口香糖，刺激唾液分泌。若有急性炎症表现，可用抗生素。腮腺造影本身对慢性复发性腮腺炎也有一定的治疗作用。

三、慢性阻塞性腮腺炎

慢性阻塞性腮腺炎（chronic obstructive parotitis）又称腮腺管炎，以前与慢性复发性腮腺炎一起，统称为慢性化脓性腮腺炎。

（一）病因

大多数患者由局部原因引起。如智牙萌出时，导管口黏膜被咬伤，瘢痕愈合后引起导管口狭窄。少数由导管结石或异物引起。由于导管狭窄或异物阻塞，使阻塞部位远端导管扩张，唾液淤滞。

（二）临床表现

大多发生于中年。多为单侧受累，也可为双侧。患者常不明确起病时间，多因腮腺反复肿胀而就诊。约占半数患者肿胀与进食有关，称为进食综合征（mealtime syndrome）。发作次数变异较大，多者每次进食都肿胀，少者1年内很少发作。大多平均每月发作1次以上。发作时伴有轻微疼痛。有的患者腮腺肿胀与进食无明确关系，晨起感腮腺区发胀，自己稍加按摩后即有"成味"液体自导管口流出，随之局部感到松快。检查时腮腺稍肿大，中等硬度，轻微压痛。导管口轻微红肿，挤压腮腺可从导管口流出混浊的"雪花样"或黏稠的蛋清样唾液，有时可见黏液栓子。病程久者，可在颊黏膜下扪及粗硬、呈索条状的腮腺导管。

（三）诊断及鉴别诊断

主要根据临床表现及腮腺造影。腮腺造影显示主导管、叶间、小叶间导管部分狭窄、部分扩张，呈腊肠样改变。

慢性阻塞性腮腺炎需与以下疾病鉴别。

1. 成人复发性腮腺炎

有幼儿发病史，造影片上两者明显不同。成人复发性腮腺炎除非有逆行性感染而使主导管稍扩张不整外，叶间、小叶间导管均无变化，只是末梢导管呈散在点、球状扩张。而阻塞性腮腺炎以导管系统，即主导管、叶间、小叶间导管扩张不规整为特征。

2. 合格伦综合征继发感染

亦可有腮腺反复肿胀流脓史，鉴别在于：①发病多为中年女性。②有口干、眼干及结缔组织疾病。③造影片上以末梢导管点、球状扩张为特征，主导管出现特征性改变。

（四）治疗

多由局部原因引起，故以去除病因为主。有唾液腺结石者，先去除唾液腺结石。导管口狭窄，可用钝头探针扩张导管口。也可向导管内注入药物，如碘化油、抗生素等，具有一定的抑菌和抗菌作用。也可用其他的保守治疗，包括自后向前按摩腮腺，促使分泌物排出。咀嚼无糖口香糖，促使唾液分泌。用温热盐水漱口，有抑菌作用，减少腺体逆行性感染。采用唾液腺镜冲洗导管并灌注药物，效果良好。经上述治疗无效者，可考虑手术治疗，行保留面神经的腮腺腺叶切除术。

四、唾液腺结石病和下颌下腺炎

唾液腺结石病（sialolithiasis）是在腺体或导管内发生钙化性团块而引起的一系列病变。85% 左右发生于下颌下腺，其次是腮腺，偶见于上唇及唇颊部的小唾液腺，舌下腺很少见。唾液腺结石常使唾液排出受阻，并继发感染，造成腺体急性或反复发作的炎症。

（一）病因

唾液腺结石形成的原因还不十分清楚，一般认为与某些局部因素有关，如异物、炎症、各种原因造成的唾液滞留等，也可能与机体无机盐新陈代谢紊乱有关，部分唾液腺结石病患者可合并全身其他部位结石。

唾液腺结石病多发生于下颌下腺，与下列因素有关：①下颌下腺为混合性腺体，分泌的唾液富含黏蛋白，较腮腺分泌液黏滞，钙的含量也高出 2 倍，钙盐容易沉积。②下颌下腺导管自下向上走行，腺体分泌液逆重力方向流动。导管长，在口底后部有一弯曲部，导管全程较曲折，这些解剖结构均使唾液易于淤滞，导致唾液腺结石形成。

（二）临床表现

可见于任何年龄，以 20 ~ 40 岁的中青年为多见。病期短者数日，长者数年甚至数十年。

小的唾液腺结石一般不造成唾液腺导管阻塞，无任何症状。导管阻塞时则可出现排唾障碍及继发感染的一系列症状及体征：①进食时，腺体肿大，患者自觉胀感及疼痛。停止进食后不久腺体自行复原，疼痛亦随之消失；但有些阻塞严重的病例，腺体肿胀可持续数小时、数天，甚至不能完全消退。②导管口黏膜红肿，挤压腺体可见少量脓性分泌物自导管口溢出。③导管内的结石，双手触诊常可触及硬块，并有压痛。④唾液腺结石阻塞引起腺体继发感染，并反复发作。炎症扩散到邻近组织，可引起下颌下间隙感染。慢性下颌下腺炎患者的临床症状较轻，主要表现为进食时反复肿胀，检查腺体呈硬结性肿块。

（三）诊断及鉴别诊断

根据进食时下颌下腺肿胀及伴发疼痛的特点，导管口溢脓以及双手触诊可扪及导管内结石等，临床可诊断为下颌下腺结石并发下颌下腺炎。确诊应做影像学检查。下颌下腺结石可选拍下颌横断𬌗片及下颌下腺侧位片，前者适用于下颌下腺导管较前部的唾液腺结石，后者适用于下颌下腺导管后部及腺体内的唾液腺结石。超声和 CT 对不同位置的唾液腺结石均有较高的诊断率。钙化程度低的唾液腺结石，即所谓的阴性唾液腺结石，在 X 线平片上难以显示。在急性炎症消退后，可做唾液腺造影检查，包括常规 X 线造影、数字减影造影和 MR 唾液腺造影（MR sialography）。唾液腺结石所在处表现为圆形、卵圆形或梭形充盈缺损。对于已确诊为唾液腺结石病者，一般不做唾液腺造影，以免将唾液腺结石推向导管后部或腺体内。

典型的唾液腺结石病诊断不难，有时需与下列疾病鉴别。

1. 舌下腺肿瘤

应与下颌下腺导管结石鉴别。绝大多数舌下腺肿瘤无导管阻塞症状，X 线检查无阳性结石。

2. 下颌下腺肿瘤

呈进行性肿大，无进食肿胀或下颌下腺炎症发作史。

3. 下颌下间隙感染

患者有牙病史并能查及病原牙。下颌下区肿胀呈硬性浸润，皮肤潮红并可出现可凹性水肿。下颌下腺导管分泌可能减少，但唾液正常，无唾液腺结石阻塞症状。

（四）治疗

很小的唾液腺结石可用保守治疗，嘱患者口含蘸有柠檬酸的棉签或维生素 C 片，也可进食酸性水果或其他食物，促使唾液分泌，有望自行排出。能扪及、相当于下颌第二磨牙以前部位的唾液腺结石，可采用口内导管切开取石术。位于下颌下腺导管、腺门及部分腺内导管、体积不很大以及多发性结石，可采用唾液腺内镜取石术。唾液腺内镜通过导管口进入下颌下腺导管，在明确诊断唾液腺结石及其位置的同时，采用钳子或套石篮取出结石。以上方法无法取出的唾液腺结石，以及下颌下腺反复感染或继发慢性硬化性下颌下腺炎、腺体萎缩，已失去摄取及分泌功能者，可采用下颌下腺切除术。

第二节　舍格伦综合征

舍格伦综合征（Sjogren syndrome）是一种自身免疫性疾病，其特征表现为外分泌腺的进行性破坏，导致黏膜及结膜干燥，并伴有各种自身免疫性病征。病变限于外分泌腺本身者，称为原发性舍格伦综合征；同时伴有其他自身免疫性疾病，如类风湿关节炎、系统性硬皮病、系统性红斑狼疮等其他自身免疫病者则称为继发性舍格伦综合征。

一、病因

确切的病因及发病机制尚不十分明确，一些研究结果表明其发病可能与病毒感染、遗传和性激素异常等多种因素有关，在这些因素的共同作用下，机体可因T淋巴细胞、B淋巴细胞、树突状细胞和巨噬细胞等多种免疫细胞浸润攻击而使免疫系统受损，组织损伤。

二、临床表现

多见于中年以上女性，出现症状至就诊时间长短不一。患者的主要症状有眼干、口干、唾液腺及泪腺肿大，类风湿关节炎等结缔组织病症。由于唾液腺腺泡细胞萎缩，唾液分泌减少，出现口干。严重者言语、咀嚼及吞咽均困难。检查见口腔黏膜干燥，口底唾液池消失，唇舌黏膜发红。唾液腺肿大以腮腺为最常见，也可伴下颌下腺、舌下腺及小唾液腺肿大。多为双侧，也可单侧发生。腮腺呈弥漫性肿大，边界不明显。少数病例在腺体内可触及结节状肿块，质地中等偏软，一个或多个，此为类肿瘤型舍格伦综合征。由于泪腺受侵，泪液分泌停止或减少，角膜及球结膜上皮破坏，引起干燥性角结膜炎。患者眼有异物感、摩擦感或烧灼感，畏光、疼痛、视物疲劳。泪腺肿大可致睁眼困难，睑裂缩小，特别是外侧部分肿大明显，因而呈三角眼。约占半数的患者伴有类风湿关节炎，约占10%的患者伴系统性红斑狼疮。此外，尚可有硬皮病、多发性肌炎等。

三、诊断

除询问病史及一般体检外，可做下列检查以帮助诊断：施墨（Schirmer）试验检测泪液分泌量降低；荧光素染色检查显示角膜程度不等的着色；全唾液流量下降；核素唾液腺功能测定显示核素摄取和分泌功能降低；唾液腺造影主要表现为末梢导管扩张，排空功能减退；实验室检查显示血沉加快、r球蛋白增高，血清IgG明显增高，自身抗体如类风湿因子、抗核抗体、抗SS-A、SS-B抗体、抗α-胞衬蛋白多肽抗体等可能阳性。唇腺活检主要表现为腺小叶内淋巴、浆细胞浸润，腺实质萎缩，导管扩张，导管细胞化生。

四、治疗

主要为对症治疗。眼干可用人工泪液滴眼，也可以用硅酮栓行泪点封闭，以缓解眼干症状。口干可用人工唾液湿润口腔，缓解不适感。亦可用茴三硫（环戊硫酮）等催唾剂，刺激唾液分泌。注意口腔卫生，减少逆行性感染的机会。伴发急性炎症时可用抗生素治疗。继发念珠菌感染时，应用抗真菌药物。中药治疗亦可缓解症状，阻止病变进展，治则为"养阴生津，清热润燥"。免疫调节剂，如胸腺素，可调节细胞免疫功能，使其与体液免疫相平衡。免疫抑制剂如羟氯喹、泼尼松、雷公藤总苷等，对继发性舍格伦综合征有类风湿关节炎或类肿瘤型舍格伦综合征患者可考虑应用。对于类肿瘤型舍格伦综合征，可采用手术治疗，切除受累腺体，以防止恶性变。

第三节　唾液腺肿瘤和瘤样病变

肿瘤是唾液腺组织中最常见的疾病，其病理类型十分复杂。不同类型的肿瘤其病理特点及生物学行为均不相同，故其治疗和预后也不相同。

一、临床病理

（一）病理分类

唾液腺肿瘤在临床上大多有其共同特点，但在组织病理学上却不相同，唾液腺肿瘤可来自唾液腺上皮和间叶成分，来自间叶成分者较为少见，且与身体他处间叶来源的肿瘤病理学表现基本相似。唾液腺上皮性肿瘤的组织相较复杂，分类意见也不一致。

2005 年，WHO 提出了唾液腺肿瘤组织学分类。

1. 腺瘤

（1）多形性腺瘤。

（2）肌上皮瘤。

（3）基底细胞腺瘤。

（4）Warthin 瘤（腺淋巴瘤）。

（5）嗜酸性腺瘤。

（6）管状腺瘤。

（7）皮脂腺瘤。

（8）淋巴腺瘤。

（9）导管乳头状瘤。

①内翻性导管乳头状瘤。

②导管内乳头状瘤。

③乳头状唾液腺瘤。

（10）囊腺瘤。

2. 癌

（1）腺泡细胞癌。

（2）黏液表皮样癌。

①高分化。

②低分化。

（3）腺样囊性癌。

①腺样。

②管样。

③实性。

（4）多形性低度恶性腺癌（终末导管腺癌）。

（5）上皮 – 肌上皮癌。

（6）非特异性透明细胞癌。

（7）基底细胞腺癌。

（8）皮脂腺癌。

（9）囊腺癌。

（10）低度恶性筛孔状囊腺癌。

（11）黏液性腺癌。

（12）嗜酸性腺癌。

（13）唾液腺导管癌。

（14）腺癌。

（15）肌上皮癌（恶性肌上皮瘤）。

（16）多形性腺瘤中的癌。

（17）癌肉瘤。

（18）转移性多形性腺瘤。

（19）鳞状细胞癌。

（20）小细胞性未分化癌。

（21）大细胞性未分化癌。

（22）淋巴上皮癌。

（23）涎母细胞瘤。

（24）其他癌。

（二）各种肿瘤病理特点及生物学行为

因间叶肿瘤较少见，在此只叙述较常见的上皮性肿瘤。

1. 良性肿瘤

（1）多形性腺瘤（混合瘤）：肉眼见多形性腺瘤为圆形或椭圆形，表面大多为结节状，肿瘤大小不一，一般直径为 3 ～ 5 cm，包膜较完整，剖面呈灰白色，其中可见浅蓝色的软骨样组织、半透明的黏液样组织及小米粒般大的黄色角化物。有的发生囊性变，囊内可含无色透明或褐色液体。复发肿瘤常为多个瘤结节，即多发中心，每个瘤结节有包膜环绕。当多形性腺瘤癌变时，剖面有不同表现，一部分呈良性多形性腺瘤结构，周围有包膜；癌变部分组织松软易碎，包膜消失，与周围组织界限不清。

镜下见组织相复杂，常呈腺管样结构，腺管内层为立方形上皮，外层为梭形或星形的肌上皮细胞，腺管内有红染同形质物。肌上皮细胞可呈片状或条索状排列。也可见鳞状化生，中央形成角化珠。此外常见黏液样组织和软骨样组织。肿瘤的包膜大多完整，有时包膜内有瘤细胞侵入或一部分包膜消失。

多形性腺瘤癌变时见一部分为良性多形性腺瘤表现，另一部分为腺癌或鳞状细胞癌结构，在两者之间有移行部分，为大片变性、坏死无结构物，其中有散在的瘤细胞团块，细胞大小不一，有核浓染及核分裂象。

多形性腺瘤的生物学特点为生长缓慢，无明显症状，有包膜，但有时不完整，术后可复发，可与手术未彻底切净有关，也可由于手术中切破瘤体种植而复发。

（2）肌上皮瘤（myoepithelioma）：是完全或几乎完全由肌上皮细胞组成的唾液腺肿瘤。

肉眼见肿瘤呈类圆形，与周围组织界限清楚，剖面灰白色，实质性。浆细胞样型或发生于腭部的肌上皮瘤常无明显包膜，而梭形细胞型或发生于腮腺的肌上皮瘤可有菲薄的包膜。

光镜下，肌上皮瘤可分为三种组织类型。梭形细胞型占大多数，肿瘤由紧密聚集的梭形细胞组成，细胞间纤维组织及基质稀少。梭形细胞呈片状或束状排列，或互相交错成漩涡状。浆细胞样型细胞较少，成簇排列，被大量疏松的黏液样基质所分隔。有的胞质内含大量嗜伊红的玻璃样变物质，胞核被挤向细胞一侧。浆细胞样及梭形细胞两者混合存在者为混合型。肌上皮瘤中可有透明细胞存在，有时以透明细胞为主。

肌上皮瘤的生物学行为与多形性腺瘤基本相似，治疗原则也相同。

（3）Warthin 瘤：又称腺淋巴瘤（adenolymphoma）、淋巴乳头状囊腺瘤（papillary cystadenoma lymphomatosum）。

肉眼见肿物呈圆形或椭圆形，肿瘤一般直径在 3 ～ 4 cm。肿物有较薄的包膜，有时包膜不完整，质较软。剖面见肿物为实性，也可为囊性，囊腔内有黏液，有的囊内有干酪样坏死物质。肿瘤可有多发中心。

镜下见此瘤有上皮及淋巴样组织两种成分，其间有基底膜相隔。假复层上皮细胞形成腺管或囊腔。柱状细胞自基底膜达腺腔表面，锥形细胞与基底膜相连，但不达腺腔表面。其间可散布着黏液细胞，也可有鳞状化生。有时肿瘤的淋巴样成分极为丰富，伴有淋巴滤泡形成。在 Warthin 瘤周围的淋巴结中，可以见到最早期的 Warthin 瘤的改变。

此瘤是良性病变，但由于有多个中心，且肿瘤的发生常与腮腺淋巴结有关，因此，手术时应将淋巴结较集中的腮腺后下部和腮腺后缘的淋巴结一并切除，以免出现新的肿瘤。

此瘤来源于唾液腺导管上皮或腮腺内、外淋巴结内迷走的腺体。

（4）囊腺瘤（cystadenoma）：肉眼见肿瘤大小不一，以 1 ~ 3 cm 直径者多见。剖面呈灰白色或白色，可见大小不一的囊腔，腔内含黏液，较大的囊腔内可见细小乳头突入。肿瘤大约有半数包膜不完整，有的呈多中心生长。

镜下见肿瘤由黏液细胞和立方细胞构成，形成腺管样、乳头状囊性及团块样结构。囊腔及乳头表面大多被覆一层黏液细胞，深面为数层立方细胞。大多乳头中心为纤维性轴心。

此瘤虽为良性肿瘤，但由于肿瘤包膜不完整，有的还侵犯周围腺体，还有少数为多发中心，因此，若手术未切净，易造成复发。

（5）基底细胞腺瘤（basal cell adenoma）：约占唾液腺肿瘤的 2%。

肉眼观为圆形或卵圆形，表面光滑，直径大多为 2 ~ 3 cm。肿瘤大多包膜完整，少数包膜不完整，剖面为实性或实性和囊性并存，呈灰白色。

镜下见瘤细胞形态一致，为柱状或立方形，似基底细胞。瘤细胞排列多样化，有的呈网状排列，有的呈腺管状，有的为团块状，在每个肿瘤内往往会出现一种以上的形态。以网状型或管状型结构为主者均有包膜；以团块型结构为主者，包膜可不完整，术后可复发，且可癌变。

2. 恶性肿瘤

（1）腺泡细胞癌（acinic cell carcinoma）：肿物直径多为 3 cm，一般包膜不完整，剖面呈灰白色实性，有时有坏死区和囊性变。

镜下见腺泡细胞为圆形或多边形，胞质内有嗜碱性小颗粒；核小、偏位、染色深。此外可见空泡细胞和透明细胞。瘤细胞排成片状或腺泡状，有时可形成囊腔并有乳头突入，有时呈滤泡样与甲状腺滤泡相似。肿物包膜内可有瘤细胞侵入，在包膜外也可见肿瘤灶。

腺泡细胞癌属低度恶性肿瘤，生长缓慢，病程长，但有局部浸润，术后易复发，偶见转移。

（2）腺样囊性癌（adenoid cystic carcinoma）：为唾液腺较常见的恶性肿瘤，其特点是侵袭性强且易发生血行转移。

肉眼见此瘤为圆形或结节状，较硬，剖面为灰白色，多为实性。肿物无包膜，常侵犯邻近组织。

镜下见肿瘤由基底样细胞和肌上皮细胞构成多种结构，可呈筛孔状排列，也可呈小条索、小团块和小导管样结构，还可呈实质性上皮团块。此瘤侵袭性强，与血管关系密切，常沿血管扩散，甚至侵入血管内。易侵犯神经，且沿神经束衣蔓延，因此，临床出现疼痛、麻木等症状。

因此瘤侵袭性强，浸润的范围往往超出手术时肉眼看到的肿瘤范围，常可见骨髓腔内充满了肿瘤细胞而骨小梁未破坏。此瘤易经血行转移至肺、肝、骨等处，淋巴结转移较少、术后易复发。其早期表现常为疼痛，虽临床检查无复发征象，亦应高度怀疑复发。此瘤发展慢，病程长，部分患者复发后亦可带瘤生存多年。

（3）黏液表皮样癌（mucoepidermoid carcinoma）：肉眼见大多数呈结节状，直径以 2 ~ 3 cm 者多见，大多数无包膜，与周围组织界限不清。剖面为灰白色，可见大小不一的囊腔，腔内含黏液，少数为实性。

镜下见由黏液细胞、表皮样细胞和中间细胞组成。高分化者黏液细胞及表皮样细胞较多，中间细胞较少，瘤细胞形成团块，但常形成大小不一的囊腔，较大的囊腔有乳头突入腔中，腔内有红染黏液，当囊腔破裂时，黏液溢入间质中，形成黏液湖。低分化者表皮样细胞及中间型细胞较多、黏液细胞少，实质性上皮团块多，囊腔少，常见肿瘤侵入周围组织，瘤细胞间变明显，可见核分裂，核浓染。

高分化者恶性度低。低分化者恶性度高，易复发，可发生转移。Spiro 等报告 15% 患者有转移。高分化者术后五年生存率可达 92%，低分化者五年生存率为 49%。刘瑗如等报告中有 14.5% 复发，淋巴结转移率为 7.1%，远处转移率为 1.2%，五年生存率为 91.9%。

（4）囊腺癌（cyst adenocarcinoma）：也称为乳头状囊腺癌（papillary cystic adenocarci-noma）。

肉眼见肿物为圆形或结节状，肿物大小不一，一般直径为 2 ~ 4 cm。肿物大多无包膜，剖面为灰白色或呈粉红色，见有大小不等的囊腔，腔内有黏液，在较大囊腔中，可见细小乳头自囊壁突入。

镜下见瘤细胞呈立方形或圆形，瘤细胞体积大。胞核为圆形或卵圆形，大小不等，可见核异型和核分裂。瘤细胞呈腺管样及囊腔样排列，腔内含乳头，乳头表面和囊腔上皮被覆多层瘤细胞，排列紊乱。有些瘤细胞排成大小不一的团块，其中有小囊腔形成，有小乳头突入腔中。根据瘤组织中团块和囊腔的比例将此瘤分成高分化型和低分化型。高分化型腺管及囊腔多，团块少；低分化型以团块及小囊腔成分多，而大腔及乳头少，团块中坏死灶较多，癌细胞异型性明显，核分裂多见。

生物学行为根据国内报告，五年生存率高分化型为 65%，低分化型为 47.1%。有人认为此瘤淋巴结转移率高，预后差。其预后介于腺样囊性癌和黏液表皮样癌之间。

（5）腺癌：肉眼见不规则硬块，和周围组织界限不清，发生于口腔黏膜的腺癌，表面常有溃疡，肿瘤无包膜。

镜下见瘤细胞异型性明显，核分裂象多，结构不一，有的呈实性团块或小条索状排列，有时见少量腺管样排列。肿瘤纤维间质多少不一，间质多者肿瘤较硬称为硬癌。

肿瘤一般生长较快，易复发，可发生局部淋巴结和远处转移。

（6）未分化癌：唾液腺的未分化癌较少见，肿瘤生长迅速，分化度低，镜下见瘤细胞为圆形或梭形，异型性明显，核分裂多。瘤细胞呈片状或条索状排列，常有坏死和出血。

此瘤易侵入邻近组织，有局部和远处转移，预后不良。

（7）鳞状细胞癌：唾液腺的原发性鳞状细胞癌很少见，往往将黏液细胞极少的黏液表皮样癌误诊为鳞状细胞癌。

镜下所见与黏膜上皮发生的鳞状细胞癌一样，有上皮团块及角化珠形成。

此瘤呈浸润性生长，术后易复发，常有局部淋巴结转移。

二、临床表现

（一）腮腺肿瘤

大唾液腺肿瘤接近 80% 发生于腮腺，腮腺肿瘤中，良性肿瘤约占 80%。而良性肿瘤中，多形性腺瘤约占 80%。最常见于 30 ~ 50 岁的青壮年，女性较多于男性。病程较长，缓慢生长，可达数年直至十几年之久，常在无意或体检时发现。除临床有肿块外，可无任何症状。腮腺组织任何部位均可发生肿瘤，但以耳垂为中心及耳屏前方的腮腺组织最为常见。触诊肿物表面光滑或呈结节状，界限清楚，活动，无压痛，质地中等硬。

腮腺肿瘤中，10% 以上为 Warthin 瘤。在临床上，Warthin 瘤具有下列特点：①男性明显多于女性，男女比例为 6 : 1。②50 岁以上老年人多见，50 ~ 60 岁为发病高峰。③绝大多数位于腮腺后下极。④可表现为双侧腮腺肿瘤或同侧腮腺多灶性肿瘤，其比例约占 10%。⑤肿瘤表面光滑，质地柔软，可有弹性感。⑥常有消长史，患者可有程度不等的胀痛感。

腮腺肿瘤绝大多数发生于腮腺浅叶，但约有 12% 发生于深叶。根据肿瘤所在位置，临床可分为三种类型：①颌后肿块型：最为常见，瘤体在下颌升支后缘与乳突间，或耳垂稍下的颌后凹内，当肿瘤主要位于升支后缘与乳突之间时，由于受到骨性结构的限制，触诊肿物活动度差，界限不甚清楚。肿瘤主要位于耳垂下区时则多活动，其表现类似腮腺浅叶肿瘤。②哑铃型：瘤体一端突向咽侧、软腭，另一端突向耳下区，呈哑铃状，在耳垂下和咽侧均可见肿物，其特点是双手扪诊时，可感到瘤体活动。③咽侧突出型：肿瘤位于咽旁间隙，向咽侧及软腭突出。此型早期诊断有困难，只有当肿瘤长到相当大，向咽侧和软腭突出使咽腔缩小时，患者感到呼吸或吞咽困难，并有异物感才被发现。肿瘤常在扁桃体上方，并向内上伸入软腭，使腭垂偏向对侧。尽管肿物较大，但黏膜表面光滑，不出现溃疡。这类肿瘤极易与原发于咽旁或软腭的肿物相混淆。其鉴别诊断常依赖于 CT 检查。

极少量肿瘤发生于副腺体，在颌下出现包块，易误诊为颊部肿瘤。

腮腺恶性肿瘤约占腮腺肿瘤的 20%。肿瘤生长较快，局部有疼痛、麻木感，肿物质地较硬，常与深层组织发生粘连，与周围组织界限不清，活动受限；累及咀嚼肌群则产生开口困难；也可累及皮肤，甚至向外破溃；累及面神经时，可发生部分或全部面神经瘫痪。部分恶性肿瘤可发生颈淋巴结转移；少数病例，特别是腺样囊性癌，可发生远处转移。低度恶性肿瘤的临床表现与良性肿瘤相似，有时在临床上难与良性肿瘤相区别。

腮腺肿瘤绝大多数是原发的，但因腮腺内含有较丰富的淋巴结和淋巴管，恶性肿瘤可以转移到此区，称为腮腺转移癌。原发部位以同侧眼睑、前额、颞部、后颊及耳郭前区为常见。鼻咽部也是最常见的原发部位之一。病理类型以腺癌、鳞癌和恶性黑色素瘤为最常见。

（二）下颌下腺肿瘤

下颌下腺肿瘤中，良、恶性肿瘤比例大致相当，或良性肿瘤略多于恶性肿瘤。良性肿瘤绝大多数为多形性腺瘤。恶性肿瘤以腺样囊性癌、恶性多形性腺瘤和腺癌居多，好发年龄和性别与腮腺肿瘤相似。

下颌下腺肿瘤表现为下颌下三角区肿块。良性肿瘤生长缓慢，界限清楚，可活动，无任何自觉症状。恶性肿瘤生长较快，局部常有疼痛，麻木感；肿物较硬，常与深层组织及下颌骨骨膜粘连，固定而不活动。开口肌群，如下颌舌骨肌、二腹肌受累可产生轻度开口受限。如面神经下颌缘支受累则出现下唇运动障碍；舌神经受累则患侧舌麻木，并可有耳部放散性疼痛；舌下神经受累则出现患侧舌肌瘫痪，伸舌歪向患侧。也可皮肤受侵破溃。有时可出现颈淋巴结转移或远处转移。

（三）舌下腺肿瘤

舌下腺肿瘤比较少见，如发生肿瘤，90% 以上为恶性。恶性者腺样囊性癌居首位，其次为黏液表皮样癌及腺癌。

舌下腺恶性肿瘤不易为患者早期察觉，有时做口腔检查时才发现。当患者诉一侧舌痛或舌麻木时，除仔细检查舌体外，应双手口内外触诊舌下区，如有硬结存在而非下颌下腺导管结石，应考虑肿瘤。累及舌神经有舌麻木及舌痛，累及舌下神经有患侧舌肌瘫痪。

（四）小唾液腺肿瘤

小唾液腺肿瘤最常发生于腭部，其余部位有报告依次为颊、舌及舌根、上唇、磨牙后腺及下唇。病理组织类型与大唾液腺者相同。

腭部者一般发生于一侧腭后部及软硬腭交界处，恶性者占 1/2，以腺样囊性癌居首位，其次为恶性多形性腺瘤及黏液表皮样癌，腺样囊性癌亦好发于上颌窦。

唇部唾液腺肿瘤好发于上唇。

磨牙后腺好发黏液表皮样癌。

舌部及舌根部肿瘤不易察觉，有时患者有异物感、吞咽障碍或痰中带血等症状。

三、诊断

（一）影像学诊断

为了防止唾液腺肿瘤，特别是腮腺和下颌下腺肿瘤的包膜破裂而造成种植性扩散，一般情况下，禁忌作组织活检。影像学检查是术前诊断的重要手段，其中包括唾液腺造影、超声显像、CT 扫描、磁共振显像及核素显像等。

1. 唾液腺造影

唾液腺造影对于肿瘤诊断的有效性不如炎症和舍格伦综合征。根据腮腺肿瘤的 X 线表现，可分为五型（良性征、具有侵袭性的良性肿瘤征、低度恶性征、恶性征及 Warthin 瘤征）。Warthin 瘤可有特征性表现，即肿瘤的所在区分支导管排列紊乱、扭曲及扩张不整，并常伴有主导管及末梢导管点状扩张。体积较小（直径小于 1.5 cm）的肿瘤，唾液腺造影片上常不能显示。腮腺淋巴结结核，甚至非特异性炎症，有时也可与肿瘤混淆。目前，已较少应用唾液腺造影来诊断唾液腺肿瘤。

2. CT 扫描

CT 检查对肿瘤的定位十分有益，可确定肿瘤的部位及周围组织，包括重要血管之间的关系，特别适用于腮腺深叶肿瘤，尤其是与咽旁肿瘤难以区分者，以及范围非常广泛的肿瘤。

根据肿瘤形态，可将大唾液腺肿瘤分为三类：①界限清楚的圆形肿瘤：多为良性肿瘤。②界限清楚的分叶状肿瘤：多为具有侵袭性的良性肿瘤，如多形性腺瘤或低度恶性肿瘤。③弥漫性的浸润性肿瘤：为恶性肿瘤。脂肪瘤的密度很低，CT 值常为 –100 Hu 左右。囊肿或实性肿瘤囊变时，密度与水接近，CT 值为 0 ~ 10 Hu。部分血管瘤可见静脉石，这些肿瘤可根据 CT 做出明确诊断。

3. 超声显像

超声显像的优点是无创伤，可重复进行。其作用为：①确定有无占位性病变：临床表现为腮腺肿大或颌后区丰满，难以将腮腺良性肥大、腮腺炎性肿块等与腮腺肿瘤相鉴别时，可首选超声显像。②确定囊实性病变：典型囊肿在声像图上具有特征性表现，即内部为无回声区，后壁及后方回声明显增强。但当囊肿继发感染、囊腔内含黏稠脓液或较多胆固醇结晶时，与实性肿瘤不易区分。③为确定肿瘤的良、恶性提供信息：根据声像图上肿瘤的周界是否清楚完整，内部回声是否均匀，后壁及后方回声是否存在或有无增强等表现，可初步判断肿瘤的可能性质。

4. ^{99m} 锝显像

根据肿块所在区核素摄取量的多少，分为"冷"结节、"温"结节和"热"结节三类。"冷"结节指肿瘤所在区核素摄取低于周围正常腺体组织，"温"结节指肿瘤所在区核素摄取与周围正常组织相似，"热"结节指肿瘤所在区核素摄取高于周围腺体组织。仅对 Warthin 瘤有诊断意义，即表现为"热"结节。其他肿瘤表现为"冷"结节或"温"结节，无诊断意义。临床怀疑为 Warthin 瘤时，可考虑作 ^{99m} 锝显像，并建议作动态显像。

5. 磁共振显像

与 CT 相比，磁共振显像具有下列优点：①不注射增强剂，即可获得清晰的大血管影像。②不改变体位，即可获得横断面、矢状及冠状图像。③不接受放射线。④对软组织的分辨率高于 CT。磁共振显像可用于肿瘤范围广泛者。

（二）细针吸活检

唾液腺肿块性病变绝大多数需行手术治疗，若在术前能确定肿块性质，则对选择良好的治疗方案更加有利。细针吸细胞学活检（fine needle aspiration biopsy）是采用外径为 0.6 mm 的针头，吸取少量组织，涂片做细胞学检查，这种方法简便无害且准确率高。

据马大权等 122 例细针吸细胞学检查结果，和组织病理学诊断完全一致的诊断符合率为 83.3%，细胞学定性诊断的准确率为 97.6%。

唾液腺肿瘤的种植性复发是众所周知的，Eng-Zell 等报告 157 例唾液腺多形性腺瘤，细针吸细胞学检查后随诊 10 年，无 1 例因针吸后产生种植性复发。其他学者也有类似的报告。

细针吸细胞学检查虽然安全、简便，能较迅速地做出诊断，但仍有其局限性：①针吸组织是肿物某一点，获取组织很少，不能根据少量组织的涂片概括肿瘤的全貌，更不能因针吸涂片未见瘤细胞而否定肿瘤的存在。②位置深在的小肿瘤可能漏诊，此时，如在超声引导下作细针吸活检，明确针头进入肿瘤组织，则可避免漏诊。③根据细针吸的细胞学检查虽然能做到定性检查，但明确组织病理分类还有一定困难。尽管如此，在区别唾液腺炎性肿块与肿瘤，肿瘤良性与恶性方面，细针吸细胞学检查仍是一项有价值的诊断方法。

（三）冰冻切片活检

冰冻切片为一种最省时、快速的制片方法，常用于临床手术时的病理诊断。

文献报告冰冻切片检查诊断唾液腺肿瘤的正确率，良性肿瘤为 92% ~ 98%，恶性肿瘤为 36% ~ 87%。据 Miller 等的报告，良性肿瘤的冰冻切片没有假阳性，但在恶性肿瘤却有 24% ~ 29% 假阴性，故不能仅根据冰冻切片诊断做出治疗决策，病史和临床检查仍是很重要的。

根据肿瘤的生物学行为，大致上可将唾液腺恶性肿瘤分为三类：①高度恶性肿瘤：包括低分化黏液表皮样癌、腺样囊性癌、唾液腺导管癌、腺癌、鳞状细胞癌、肌上皮癌及未分化癌。这类肿瘤颈淋巴结或远处转移率较高，术后易于复发，患者预后较差。②低度恶性肿瘤：包括腺泡细胞癌、高分化黏液表皮样癌、多形性低度恶性腺癌、上皮－肌上皮癌等。这类肿瘤颈淋巴结及远处转移率较低，虽可出现术后复发，但患者的预后相对较佳。③中度恶性肿瘤：包括基底细胞腺癌、囊腺癌、多形性腺瘤中的癌等。其生物学行为及患者预后介于上述两者之间。

四、治疗

（一）手术治疗

1. 手术基本原则

唾液腺肿瘤的治疗以手术为主，多数肿瘤，即使是良性肿瘤，包膜也不完整，采用单纯包膜剥离的方法，常有复发。放手术原则应从包膜外正常组织进行，同时切除部分或整个整体。如位于腮腺浅叶的良性肿瘤，作肿瘤及腮腺浅叶切除，面神经解剖术。位于腮腺深叶的肿瘤，需同时摘除腮腺深叶。

2. 面神经的处理

腮腺肿瘤除高度恶性肿瘤以外，如果肿瘤与面神经无粘连，应尽可能保留面神经，并尽量减少机械性损伤。如果与面神经有轻度粘连，但尚可分离，也应尽量保留，术后加用放射治疗。如果术前已有面瘫，或手术中发现面神经穿过瘤体，或为高度恶性肿瘤，应牺牲面神经，然后作面神经修复。

3. 颈淋巴结的处理

一般来说，唾液腺恶性肿瘤的颈淋巴结转移率不高，在15%左右。因此，当临床上出现肿大淋巴结，并怀疑有淋巴结转移者，做治疗性颈淋巴清扫术。当颈部未触及肿大淋巴结或不怀疑有转移者，原则上不做选择性颈淋巴清扫术。但对唾液腺导管癌、鳞状细胞癌、未分化癌、腺癌及低分化黏液表皮样癌，其颈淋巴转移率超过30%，可考虑作选择性颈淋巴清扫术。此外，原发癌的部位也是考虑因素之一，舌根部癌转移率较高，也可考虑选择性颈淋巴清扫术。

（二）放射治疗

唾液腺恶性肿瘤对放射线不敏感，单纯放射很难达到根治效果，但对某些病例，放射治疗有可能降低术后复发率，这些病例包括腺样囊性癌、其他高度恶性肿瘤、手术切除不彻底有肿瘤残留者，肿瘤与面神经紧贴、分离后保留面神经者。鉴于放射治疗可能出现的并发症，如放射性口干、放射性龋，甚至放射性骨坏死，对于病理检查肿瘤切缘为阴性的患者，是否选择术后放疗，尚需进一步研究。

（三）化疗药物治疗

唾液腺恶性肿瘤有可能发生远处转移，特别是腺样囊性癌及唾液腺导管癌，远处转移率在40%左右。因此，术后还需配合化学药物治疗加以预防，但目前尚未发现非常有效的化疗药物。

五、预后

唾液腺癌患者治疗后的近期生存率较高，但远期生存率持续下降，3年、5年、10年及15年生存率呈明显递减。根据北京大学口腔医学院405例唾液腺癌的临床分析资料，3年、5年、10年及15年生存率分别为77.8%、69.6%、55.8%及36.7%。唾液腺癌患者的预后观察，5年是不够的，宜在10年以上。

六、唾液腺囊肿

有腮腺囊肿、下颌下腺囊肿、舌下腺囊肿及黏液囊肿，后两者多见。

（一）舌下腺囊肿

舌下腺囊肿（sublingual cyst ranula）是一种黏液囊肿。

1. 病因病理

现认为有两种：①导管远端部分堵塞，尔后扩张形成有上皮衬里的囊肿，这种是极少数。②导管破裂，黏液外漏入周围组织间隙而形成囊肿。舌下腺囊肿的囊壁并无上皮衬里，而是纤维结缔组织或肉芽组织所形成。北京大学口腔医学院口腔颌面外科及口腔病理研究室对144例舌下腺囊肿分析，无上皮衬里者 141 例，占 97.7%，而有上皮衬里者仅 3 例。

2. 临床表现

好发于儿童及青少年，有反复破裂、流出蛋清样黏液的病史，但不久后又肿大。囊肿多位于口底一侧的黏膜下，长大时可越过中线，呈淡蓝色，形似蛤蟆的咽囊，故又称蛤蟆肿，囊壁较薄，触之柔软。大的囊肿可通过口底肌肉扩展到下颌下、颏下区，也可波及对侧口底。囊肿伴有继发感染时，可出现肿胀、疼痛，可将舌推向对侧或后上方抬起，影响进食和说话，严重时可引起呼吸困难。

3. 诊断与鉴别诊断

根据上述临床症状，诊断不难，但需与以下疾病鉴别：①局限于下颌下区或舌下区的血管瘤：血管瘤无反复肿胀史，不会自行消失，穿刺可见血液。②口底皮样囊肿：扪诊有面团样感觉，穿刺有黄白色皮脂样物。③下颌下区囊性水瘤：常见于婴幼儿，穿刺检查见囊腔内容物稀薄，无黏液，淡黄清亮，涂片镜检可见淋巴细胞。

4. 治疗

本病主要治疗方法为行舌下腺摘除术。已扩展至下颌下、颏下者经口内作舌下腺摘除术后，应将残余液体抽空，加压包扎 1 ～ 2 周。对全身情况不能耐受舌下腺切除的患者及婴儿，可作简单的成形性囊肿切开术，即袋形缝合术，切除覆盖囊肿的部分黏膜和囊壁，放尽液体，填入碘仿纱条。待全身情况好转或婴儿长至 4 ～ 5 岁后再行舌下腺切除。

（二）黏液囊肿

黏液囊肿（mucocele）常发生于下唇黏膜，其次为颊黏膜及舌部。

1. 病因病理

黏液囊肿通常由轻微的外伤使黏液腺导管破裂，黏液溢入组织内所致；也可能是黏液腺导管被阻塞，黏液滞留，使腺导管扩张而成。组织结构有两型：一是黏液囊肿无上皮衬里，绝大多数属此型，显示为小的或大的囊腔间平上皮。

2. 临床表现

有损伤病史，常反复发作，破裂后流出透明无色黏液。好发于下唇内侧、舌尖舌腹。呈淡蓝色半透明状柔软的肿物，边界清楚，有时突出表面呈鱼泡状。一般直径在 0.5 ～ 1 cm。多次复发后，囊肿周围有瘢痕，也可与黏膜粘连，囊肿呈白色小硬结。

3. 治疗

（1）囊肿摘除术：适用于囊肿与黏膜无粘连者，在切口周围暴露的黏液腺最好一并切除，以减少复发的机会。

（2）囊肿切除术：适用于多次复发或局部瘢痕多，囊肿与黏膜有粘连者。可作梭形切口，将黏膜与囊肿一并切除。

（3）保守治疗：为抽尽囊液后向囊腔内注入纤维硬化药物如 2.5% ～ 5% 碘酊 0.2 ～ 0.5 mL，保留 2 ～ 3 分钟，再将碘酊抽出。亦可采用液氮冷冻法。

微信扫码
◆临床科研
◆医学前沿
◆临床资讯
◆临床笔记

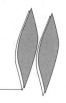

第六章　口腔颌面部感染

第一节　基础概论

口腔颌面部炎症（inflammation）是一种常见病，一般常由单一致病菌引起，也可由几种致病菌混合感染引起。根据引起感染的致病微生物的种类可分为化脓性感染和特异性感染：①化脓性感染：是多种细菌的混合感染，为需氧菌、兼性厌氧菌和厌氧菌的混合感染；金黄色葡萄球菌是最常见的化脓性细菌，是引起唇疖、痈的主要病原菌；溶血性链球菌是口腔颌面部蜂窝织炎的主要致病菌；在口腔颌面部化脓性感染的脓液中还可分离培养出厌氧菌，以产黑色素类杆菌属、梭杆菌属及消化链球菌属为主，这些细菌大多是口腔中的正常菌群，在口腔微生态平衡遭到破坏后成为致病菌，故称条件致病菌。②特异性感染：口腔颌面部的特异性感染是由某些特定的致病菌引起，如结核、放线菌、破伤风、梅毒等、

口腔颌面部感染按感染的途径主要分为：①牙源性感染：口腔颌面部感染发生的主要途径；牙体、牙髓及根尖周组织、牙周组织的感染可向牙槽骨、颌骨及颌周蜂窝组织扩散引起颌面部炎症。②腺源性感染：局部的感染侵犯淋巴结引起化脓性炎症，穿破包膜后引起颌面部蜂窝织炎。口腔颌面部丰富的淋巴结以及儿童淋巴结发育的不完善是引起腺源性感染的主要原因。③损伤性感染：口腔颌面部的损伤都能使细菌入侵机体引起感染。④血源性感染：机体其他部位的感染病灶通过血液循环引起颌骨及颌面部的炎症。⑤医源性感染：医务人员进行口腔颌面部局部麻醉、穿刺和手术治疗操作时未严格遵循无菌技术造成的感染。

口腔颌面部特殊的解剖生理特点影响了颌面部炎症的发生、发展及临床的病理特点，一方面它即存在着容易发生炎症和扩散的不利因素，同时也存在着有利的抗炎因素。口腔颌面部是消化道和呼吸道的开放性起端，加上颌面部固有的腔隙、牙及牙周组织、扁桃体等特殊的结构，在适宜的温度和湿度条件下有利于细菌的生长与繁殖，是直接引起炎症的原因之一；颜面部和颌骨周围存在诸多的含疏松结缔组织的潜在性间隙，相互通连，形成感染后易于相互蔓延；颌面部有丰富的淋巴结，它即构成了抵御感染的屏障，但发育不完善的淋巴结反易被细菌侵袭而发生淋巴结炎或颌面部蜂窝组织炎；颌面部丰富的血液循环能提供强的抗感染和修复能力。

一、诊断

（一）局部症状

化脓性炎症急性期的临床表现为红、肿、热、痛和功能障碍五大典型症状，但这些症状并不一定同时出现，随着病情发展的快慢、病变范围和深浅等而有所不同，由于感染细菌种类的不同，化脓性炎症形成的脓液颜色、黏稠度及臭味等均有不同的特点，可通过细菌培养确定细菌的种类，浅表脓肿形成时

波动感试验阳性，深部脓肿可用穿刺法、超声波法等辅助检查确定。在炎症的慢性期，局部形成较硬的炎性浸润块，并出现不同程度的功能障碍，如局部形成死骨或有病灶牙未拔除可形成久治不愈的慢性瘘管，长期排脓。

（二）全身症状

口腔颌面部炎症的全身反应与机体的抵抗力和致病菌的数量、毒力的强弱有关，局部炎症反应轻微的可无全身症状；局部炎症反应较重的全身症状可较严重，如畏寒、发烧、头痛、全身不适、食欲减退、尿量减少、舌质红、苔黄、脉数，实验室检查可见周围血中白细胞数量升高，中性粒细胞比例增多，核左移；病情较重且病程较长者可出现水电解质平衡失调，贫血、肝肾功能障碍；严重者可出现中毒性休克等。慢性炎症的患者还可有持续低热、全身慢性消耗状态、营养不良、不同程度的贫血等。

（三）鉴别诊断

口腔颌面部炎症一般来讲诊断并不困难。对于深在的间隙感染或脓肿，浅表经久不愈的慢性浸润块和溃疡等，需与恶性肿瘤、血管瘤及囊肿的继发感染相鉴别。

二、治疗

口腔颌面部炎症的治疗原则主要是采用综合治疗，一方面要消除炎症的病因及其毒性物质，另一方面应增强人体的抗感染力和组织的修复能力；炎症较轻或病变较浅而局限者以局部治疗为主，炎症较重或病变范围较大而深在者，既要注意局部治疗又要兼顾全身情况。

（一）局部治疗

1. 药物治疗

应用局部外敷药有改善局部血液循环，散淤消肿，止痛，促进肉芽生长的作用，中草药疗效显著，常用的中药有如下。①炎症初期可采用六合丹、抑阴散、金黄散，对于面部疖痈、蜂窝织炎、淋巴结炎等的急性期还可采用呋喃西林液及高渗硫酸镁湿敷。②切开排脓或自行溃破后，除保持排脓通畅外，可配用化腐丹以助排脓，用桃红生肌膏以促进愈合。除了局部应用外敷药外，还应注意保持局部清洁，避免不良刺激，如搔抓、挤压。

2. 手术治疗

（1）脓肿切开引流术：手术指征：①有明显波动感或深部脓肿经穿刺有脓液抽出者。②经抗生素治疗无效同时出现明显的中毒症状。③小儿颌周蜂窝织炎，腐败坏死性蜂窝织炎，以及多间隙感染，如果出现呼吸困难时，可早期切开引流。手术原则：①切口部位的选择应位于隐蔽处（如发际内，颌下，耳后等），或与皮纹一致的方向，切口部位最好在脓肿最低处，以利于脓液引流。②切开排脓后应置引流条，保持引流通畅。

（2）治疗原发病灶。

（二）全身治疗

1. 支持营养治疗

患者要注意加强补充营养及多种维生素，维持水电解质平衡，对于贫血和重症患者可输入新鲜血液或血浆蛋白等以增强体质，全身高热者可给予头部冰敷、酒精擦浴、冰水灌肠等物理降温措施，或用退热药物降温。

2. 抗菌药物治疗

抗菌药物治疗是炎症治疗的主要措施之一，合理有效地使用抗生素能尽快控制感染，尤其是有全身反应和并发者，但应特别强调抗生素的应用不能完全替代适时的脓肿切开和病灶清除等治疗，同时应了解和掌握抗生素的副作用及耐药性等问题。合理使用抗生素应遵循以下原则：①应根据病菌的种类选择敏感的抗生素，尽早检测出感染的病原菌，并根据药物敏感试验，及时有效地调整和选择敏感的抗生素。②口腔颌面部感染多数是混合感染，因此可选择联合用药，选择有协同作用的两种以上的抗生素联合应用；药物的药量要足，用药时间要充分。③应结合患者的年龄、身体状况和感染的严重程度等，施行个体化用药。④在炎症过程中，病原菌的性质和种类都可能发生改变，如产生耐药性或出现新的耐药

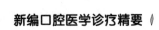

菌株及新的混合感染等，在这种情况下应及时对用药种类和方法做出相应的调整。临床上用来治疗口腔颌面部炎症的抗菌药有许多，常见如下：

（1）β-内酰胺类抗生素：包括青霉素和头孢菌素类。对革兰阳性和阴性菌都有较强的杀伤力，易产生耐药性和过敏反应，常用的有青霉素，氨苄西林，先锋霉素等。

（2）氨基糖苷类抗生素：对革兰阴性菌、绿脓杆菌都有强大的抗菌作用，但应注意该类抗生素具有耳、肾毒性，尤其对于儿童者应慎用，常用的有链霉素、庆大霉素、妥布霉素、阿米卡星。

（3）大环内酯类抗生素：对金黄色葡萄球菌、链球菌较敏感，但胃肠反应大，常用的有红霉素和罗红霉素。

（4）喹诺酮类抗生素：属广谱抗生素，对革兰阴性菌的作用强于革兰阳性菌，常用的有诺氟沙星和环丙沙星。

（5）其他：硝基咪唑类药物，包括甲硝唑和替硝唑，是抗厌氧菌感染的基本用药。磺胺类药物，抗菌谱较广，对多种革兰阳性菌和阴性菌均有抑制作用，常用的有磺胺嘧啶，磺胺甲唑，甲氧苄啶。另外，还有利福平、异烟肼等抗结核药；以及两性霉素 B 等抗真菌药等。

第二节　智齿冠周炎

一、概述

冠周炎（pericoronitis）系指阻生牙或正常牙在萌出过程中牙冠周组织发生的化脓性炎症，冠周炎可发生在任何牙齿，但以下颌阻生智齿最多见。下颌智齿萌出不全；牙冠表面覆盖着龈瓣，一旦遇有感染，很容易引起牙冠周围软组织炎症，称为智齿冠周炎（pericoronitis of wisdom tooth）。临床上智齿在萌出过程中形成与口腔相通的盲袋，盲袋内易储存食物残渣、唾液、细菌，在适宜的口腔温度和湿度环境中很容易滋生细菌，成为发生冠周炎的主要原因。冠周炎的病原菌与一般口腔感染，如牙周炎的病原微生物相似，是需氧菌和厌氧菌的混合感染。

二、诊断

（一）临床表现

智齿冠周炎常以急性炎症形式出现，一般全身无明显症状，临床上可在此期拔牙。随着炎症的继续发展，全身症状可渐趋明显，如不同程度的畏寒、发热、头痛、全身不适、食欲减退及大便秘结。慢性智齿冠周炎临床上多无自觉症状。

（二）体格检查

1. 一般情况

一般全身无明显症状，随着炎症的继续发展，全身症状可渐趋明显，如不同程度的畏寒、发热、头痛、全身不适、食欲减退及大便秘结，慢性智齿冠周炎临床上多无自觉症状。

2. 局部检查

多数为智齿萌出不全，少数智齿如低位阻生需用探针探查方可在龈瓣下查出阻生智齿。慢性智齿冠周炎冠周软组织无明显红肿或仅有轻度红肿、溢脓，有时局部轻度压痛。急性智齿冠周炎冠周软组织及牙龈红肿明显，龈瓣边缘糜烂，有明显触痛，龈瓣内溢脓，反复发作的冠周炎龈瓣可增生呈赘生物；当化脓性炎症局限后可形成冠周脓肿，常位于智齿近中颊侧之磨牙后区。

（三）辅助检查

1. 实验室检查

急性智齿冠周炎白细胞总数稍增高，分类中性白细胞比例稍上升。

2. 影像学检查

X 线常可出现冠周骨组织炎性吸收，主要位于垂直位阻生智齿的远中骨组织或前倾位和水平位阻生智齿的近中骨组织。

三、治疗

齿冠周炎的治疗原则：急性期应以消炎、镇痛、切开引流、防止扩散以及增强全身抵抗力的治疗为主；慢性期应根据智齿的生长情况，去除病灶牙，以防止复发。

（一）保守治疗

1. 盲袋冲洗涂药

用温热生理盐水、3% H_2O_2 溶液或 1 ：5 000 高锰酸钾局部盲袋冲洗，再用 2% 碘酊或 1% 碘甘油涂入，或用碘酚等烧灼性药物涂入。冲洗时应将弯针头伸入盲袋深部缓慢冲洗，如仅在盲袋浅部冲洗则很少能起作用，本法具有较好的消炎、镇痛、清洁作用，是治疗冠周炎的有效方法。局部用药还有含甲硝唑、替硝唑、克林霉素等抗生素的药膜及其他制剂。

2. 全身药物治疗

对于急性冠周炎症状轻微者仅局部处理即可；症状较重者，除一般对症支持疗法外，还应全身应用抗生素；可根据药敏试验结果选用适当的抗生素，常用的抗生素有氨苄西林、甲硝唑、替硝唑、克林霉素、沽霉素等。

3. 保持口腔清洁

用温热盐水或其他含漱剂每日进食前后含漱，以保持口腔清洁。含漱剂主要有朵贝氏液、氯己定液等。

4. 其他疗法

应重视全身支持疗法，如适当休息、注意饮食、增加营养等，常规给予镇痛剂。对于急性期有局部红肿、疼痛、开口受限者可选用物理疗法。常用的方法有超短波、红外线、紫外线等。咀嚼神经封闭可改善开口度，下牙槽神经封闭或冠周黏膜下局部封闭有止痛、消炎作用。目前还有人应用高压氧、液氮浅低温冷冻治疗等方法治疗冠周炎，并取得良好疗效。

（二）手术治疗

1. 盲袋切开引流

下颌阻生智齿牙冠大部分萌出、盲袋松弛而引流通畅者，不需行切开引流；对于牙冠露出不多、盲袋紧闭、引流不畅、疼痛剧烈者，无论有无形成冠周脓肿均需切开引流，以利于消炎、止痛、防止感染扩散。常在表麻或局麻下切开脓肿，采用近远中向切开，切开后用 3% H_2O_2 或生理盐水冲洗，并可置入橡皮条或碘仿纱条以建立引流。

2. 龈瓣切除术

如果下颌智齿萌出的方向正常并有足够的位置萌出，且与上颌牙有正常的咬𬌗关系，那么在急性冠周炎炎症消退或脓肿切开治愈后，可选用冠周龈瓣切除术，以免炎症复发，利于智齿的萌出。手术时采用局部浸润麻醉，术前应估计好所需切除的冠周龈组织，尽量将远中及颊舌侧接触的牙龈组织切除，远中创面缝合 1 ~ 2 针。也可采用图形电灼器切除，则效果更好。近年来也有人应用 HeNe 激光、CO_2 激光、微波热凝切割等方法进行盲袋切开引流或龈瓣切除术，这些方法对软组织损伤小，并可加速愈合，减少药物用量和并发症的发生。

3. 智齿拔除术

下颌阻生智齿牙位萌出不正，冠周炎反复发作，常是拔牙的适应证，大多数人主张在急性炎症控制后尽早拔牙，但也有人主张在急性期拔牙。对于伴有张口受限者，可采取理疗或封闭等措施以增加开口度；也可在磨牙后区稍上方的颞肌肌腱处或翼内肌前缘处做局麻封闭，以增加开口度，只要能进行手术操作，应争取及早拔牙。如果下颌智齿龈瓣有上颌智齿咬痕，同时上颌智齿牙位不正，咬𬌗关系不良，无保留价值，则应同时拔除上颌智齿。

4. 急性炎症期拔牙

关于急性冠周炎期间拔牙，多年来，学者们一直有争论。早期由于缺乏有效的消炎抗菌药物，常可导致拔牙后感染扩散等严重并发症，故多数人主张采用先保守治疗，待急性期后再拔牙；随着抗生素的广泛应用，越来越多人主张采取急性期拔牙。急性期拔牙的主要优点是可迅速止痛、消炎，能明显缩短疗程，防止感染扩散，且患者在急性期容易接受拔牙。

急性冠周炎多数为高位垂直或稍前倾位阻生，较容易拔除，是急性期拔牙的适应证。对于需去骨翻瓣才能拔除者、患者全身情况较差，或医生经验不足者，为防止因手术创伤而引起感染扩散，应先保守治疗待急性炎症控制后再拔牙。急性期拔牙多数采用简单的挺出法拔除，对于开口困难者，除了采用理疗、封闭等方法增加开口度外，还可采用闭𬌗高位麻醉方法或下颌缘下注射麻醉法，即在闭𬌗情况下进行下牙槽神经、舌神经和颊神经阻滞麻醉。拔牙时遇有断根可以暂留，待急性期过后再拔除；小的深部断根可不取出。急性期拔牙均应在术后复诊，严密观察，以防术后感染扩散。

急性期拔牙应遵守以下原则：①重视全身情况的询问、检查。对于有全身消耗性慢性疾病或明显体弱、疲劳者，不应在急性期拔牙，尤其是有潜在全身感染扩散症状者应及时发现，因此应注意术前体温、血常规检查及精神状态观察。②急性期拔牙应仅限于不需翻瓣去骨而用简单方法能拔除的阻生智齿。③对于伴有重度开口困难或深部间隙感染者，不宜在急性期拔牙。④拔牙前后应重视应用抗生素，预防术后症状加重和感染扩散。

第三节　口腔颌面部蜂窝织炎

一、概述

口腔颌面部蜂窝织炎（cellulitis of oral and maxillofacial regions）是指口腔颌周组织、颜面及颈上部化脓性炎症总称。病变可以波及皮肤、口腔黏膜、筋膜以及脂肪结缔组织、肌肉、神经血管、淋巴结及涎腺等组织。化脓性炎症扩散到某一间隙而形成的炎症称为蜂窝织炎，如化脓仅局限于局部，则称为脓肿。

在正常的口腔颌面解剖结构中存在着许多潜在的筋膜间隙，各间隙间充满着脂肪和疏松结缔组织。口腔颌面部常见的间隙有：眶下间隙、颊间隙、颞间隙、颞下间隙、嚼肌间隙、翼颌间隙、舌下间隙、颌下间隙、颏下间隙、咽旁间隙、翼腭间隙等，各间隙互相通连。

口腔颌面部蜂窝织炎多数是需氧菌和厌氧菌的混合感染，主要需氧菌是溶血性链球菌，主要厌氧菌是产黑色素类杆菌、具核梭杆菌、衣氏放线菌。根据病原菌种类的不同可分为化脓性炎症和腐败坏死性炎症两类：化脓性感染的细菌以葡萄球菌与链球菌最为常见；腐败坏死性感染的细菌主要是厌氧杆菌、球菌及文生螺旋体等非气性坏疽属细菌所致的混合感染。口腔颌面部蜂窝织炎的感染途径80%以上来源于牙源性感染，如冠周炎、根尖周炎；其次是腺源性感染，多继发于呼吸道感染、淋巴结炎、扁桃体炎；血源性及损伤性感染比较少见。

二、诊断

（一）临床表现

口腔颌面部蜂窝织炎的临床表现的轻重，主要取决于机体抵抗力的强弱和对感染的敏感性与反应性，另外还与病原菌的种类有关。以葡萄球菌及链球菌感染为主的化脓性炎症，局部和全身症状均较明显，局部皮肤红、热明显，触痛，具波动感，切开有脓液；全身防御反应明显，有高热、白细胞增多。以厌氧细菌感染为主的腐败坏死性炎症，由于厌氧、产气性细菌的存在，早期组织内即产生气体，肿胀易向周围扩散，出现广泛性的副性水肿；局部红、热、肿不明显，触诊有皮下捻发音或波动感，切开有恶臭的腐败坏死组织；全身中毒反应明显，脉搏慢、弱、血压下降等。

（二）辅助检查

浅表间隙感染的诊断较容易；对于深部间隙感染，除用穿刺方法判断有无脓液外，还可用超声波检查以帮助诊断。CT、MRI对于深部间隙蜂窝织炎、脓肿以及肿瘤的鉴别诊断具有很大的帮助。超声波检查也可用于浅表间隙蜂窝织炎的诊断以判断感染的范围、脓肿是否形成。

（三）鉴别诊断

首先应鉴别病原菌的种类（化脓性或腐败坏死性）；其次鉴别炎症的来源（牙源性感染与腺源性感染）；颌面部蜂窝织炎还应与恶性肿瘤相鉴别，尤其是炎性癌瘤或恶性网织细胞增生症。如果炎症经抗感染治疗后仍无好转，局部无发红、无波动感，而肿胀迅速增长，应警惕恶性肿瘤的可能性。

三、治疗

（一）全身治疗

1. 抗感染治疗

脓培养和药敏试验可为临床治疗提供依据。口腔颌面部蜂窝织炎应给予足量有效抗生素，在脓培养及药敏结果出来之前可根据感染致病菌种类选择适当的抗生素。对于化脓性感染，一般选用青霉素、头孢菌素、喹诺酮类药物；对于腐败坏死性感染，一般选用林可霉素、克林霉素、甲硝唑等。还可给予中医中药治疗，如普济消毒饮、五味消毒饮等服用。

2. 全身支持营养治疗

如适当休息、注意饮食、增加营养等，全身症状明显或有严重并发症时应注意保持水电解质平衡，必要时给予输血等治疗。

（二）局部治疗

1. 局部药物治疗

早期外敷如意金黄散、六合丹、菊花三七膏等中药，以促使病灶消散、吸收或局限。

2. 脓肿切开引流

脓肿切开的适应证及基本原则已在概论中述及，各间隙感染切开引流方法见各间隙蜂窝织炎，脓肿切开后可根据感染源及脓液性质采用不同药液冲洗，腺源性感染可用稀释庆大霉素冲洗；牙源性感染可用3%过氧化氢、0.9%生理盐水、0.2%甲硝唑交替冲洗。对于体质较好的患者，其浅表间隙形成的脓肿可采用穿刺抽脓，盐水冲洗后注入等量抗生素，如庆大霉素、青霉素等。

3. 其他治疗

炎症早期可进行超短波、红外线理疗，每日一次，每次10～15分钟。HeNe激光血管内照射、微波辐射以及50%硫酸镁湿敷等方法也可用于蜂窝织炎的治疗。

4. 原发灶的处理

炎症消退后应针对不同的病因进行治疗，如根尖周炎、根尖脓肿的治疗。

微信扫码
◆ 临床科研
◆ 医学前沿
◆ 临床资讯
◆ 临床笔记

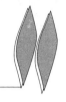

第七章 口腔颌面部外科疾病

第一节 口腔颌面部烧伤

颌面部虽然仅占全身体表皮肤面积的3%左右，但因暴露在外，不论在平时或战时，遭受烧伤的机会比身体其他部位多。在平时，头面部灼伤约占全身的18.2%，其中颌面部又占94%；可由各种火焰烧伤、过热物体灼烧、过热液体烫伤或一些化学物质的烧伤而造成。

一、临床表现

（1）按灼伤病变组织的深度，通常分为3度：Ⅰ度：只伤及表皮的角质层、透明层和颗粒层，生发层仍正常，故皮肤再生力强。伤部干燥、疼痛、微肿而红，无水泡。Ⅱ度：浅Ⅱ度烧伤伤及全层表皮，达生发层和真皮乳头层。深Ⅱ度烧伤已伤及真皮的浅层，但仍残留部分真皮，烧伤区起水疱。如无严重感染，仍可有上皮再生，创面可自行愈合。但如感染严重，破坏了残存的部分真皮及其深面的毛囊和汗腺等上皮性组织，则需植皮，方能愈合。Ⅲ度：是皮肤全层的烧伤，有时还可深达皮下脂肪和肌肉，被烧毁的组织常形成焦痂。这种烧伤需植皮才能修复。

（2）颌面部血管、淋巴管丰富，皮下组织松弛，烧伤后出现的反应既快又重。早期渗出较其他部位多，面部水肿也特别严重，一般在几小时内即可出现明显肿胀，伤后48小时达到最高峰。

（3）颌面部外形高低不平，烧伤时突出的部位如鼻、眉、颧、耳及唇等处的伤情常较重。

（4）颌面部烧伤后，由于口唇、鼻部肿胀，张口困难，鼻孔狭小，呼吸可受影响。Ⅲ度烧伤时面部水肿受焦痂的限制，外观肿胀不明显，水肿转向深层颈部和咽部软组织，可致呼吸困难。若伴有呼吸道烧伤时，更易并发呼吸道梗阻。

（5）颌面部神经分布丰富，烧伤对局部是个强烈刺激，常发生剧烈疼痛，易发生高热及休克，小儿尤为常见。

（6）面部为五官所在部位，深度烧伤后可发生唇外翻、闭口困难和流涎；鼻畸形、鼻孔狭窄或闭塞；睑外翻，不能闭合；眉毛脱落及颏颈瘢痕粘连、抬头受限等，需进一步整形治疗。

二、治疗措施

1. 治疗原则

颌面部灼伤的治疗与一般灼伤处理原则相同，包括镇静、止痛、防治休克、抗感染及创面处理等。

2. 治疗要点

（1）中小面积Ⅱ度烧伤，可用冷水清洗，并持续湿敷，可减轻疼痛，清洁创面，减少渗出，防止或减轻继发性损害。

（2）检查有无呼吸道烧伤，如有则应采取必要措施，防止并发症。

（3）清理创面，剃去毛发，以减少污染。

（4）面部烧伤宜行暴露疗法。因面部是五官所在，凹凸不平，不便包扎。包扎后妨碍面部功能，病人感到不适，且妨碍眼、鼻、耳及口周的护理，不能及时清除其分泌物，易使创面感染。

烧伤创面可涂以中性药制剂，轻度烧伤一般可在 10 日内愈合。深Ⅱ度烧伤也可自行愈合，但愈合后瘢痕挛缩，致五官畸形或功能障碍。故对深Ⅱ度烧伤创面，应考虑早期或 10 日内将焦痂剥除，或削去一层，按分区植以大块中后皮片，常可获得较好效果。

（5）Ⅲ度烧伤，可在伤后 10～14 日焦痂已开始有部分分离时于麻醉下剥除焦痂，并按面部分区植以大片自体中厚皮片。如创面有感染时，在手术前予以湿敷 1～2 日，使创面清洁后，再植皮片。皮片移植后，可用一层网眼纱将皮片固定，然后以湿纱布包扎 2～3 日，鼻饲 3 日后，清理创面。如果皮片生长良好，即可采用暴露疗法，并及时清理眼、鼻及口周分泌物。

第二节 口腔颌面部异物

口腔颌面部损伤时各种异物进入并存留于组织中是经常发生的，尤其是火器伤时. 更为多见。异物的种类很多，从诊断的角度考虑，可分为金属异物和非金属异物两大类。金属异物以弹片、弹丸、子弹和车辆碎片最多，非金属异物有泥沙、碎石、竹木碎片、棉花布屑和碎牙片等。

一、临床表现

（1）异物存留于口腔颌面部的临床表现取决于异物的大小、数目、形状、性质、滞留部位、污染程度以及损伤的轻重等。一般常有局部不适、隐痛及发胀等。如异物所在的部位不影响颌面部器官的功能，又未发生化脓感染，经过一定时日，该异物可被结缔组织包绕，而无明显症状。

（2）面部表浅的异物，局部常可有触压痛，其表面创口常被覆痂皮；揭去痂皮，其下或有小伤道，或有少量脓性分泌物。如为煤渣存留，如不及时、仔细地逐个清创去除，伤口愈合后将发生色素沉着，状如文身。

（3）面部深处的异物常形成久不愈合的瘘管，平时有少量脓液外流；一旦瘘口封闭，引流不畅，可导致炎症急性发作，经局部引流和抗生素治疗后，症状减轻或缓解。因此，当出现经久不愈的瘘口或反复发作的急性炎症时，应考虑到深部有异物滞留。

（4）口腔颌面部异物存留常引起功能障碍：颞下颌关节区及咀嚼肌内的异物，可影响张、闭口活动；舌根、口底或咽侧部的异物，可引起吞咽疼痛或舌活动受限；损及某一脑神经的异物则会出现有关的症状或体征，如滞留于面神经总干旁的异物可发生面瘫；舌下神经附近的异物可影响舌的正常运动，伸舌时偏向患侧等。

（5）异物损伤动脉壁并嵌留于血管壁上，血液外流，可形成搏动性血肿。这种损伤如发生于颈动脉区，血液流至颈动脉鞘间隙内，当血肿内的压力与血管内的压力相当时，血管内的血液即不再外流，而血肿部分机化，有时仍可听到血流杂音，此即为假性动脉瘤。如异物同时损伤伴行的动、静脉，使相邻的动、静脉直接交通，即形成动、静脉瘘，可扪到动脉搏动或听到血流杂音。

二、治疗原则

（1）如异物小，部位深，无任何自觉症状，或已存留多年无不适者，则不必手术摘除。

（2）如异物较大，确位于重要组织或器官附近，临床上无明显症状；手术摘除创伤较大，有损伤大血管和脑神经可能者，应慎重斟酌，一般也可不予手术取除。

（3）如确有症状和功能障碍，术前准确定位、精心设计后，可以手术摘除异物。

三、异物摘除术操作规范

1. 操作程序及方法

（1）选择距离异物最近、损伤组织最小、比较隐蔽的部位做切口。

（2）充分显露手术野，争取在直视下探查，防止误伤其他重要结构。

（3）对于边缘锐利的深部金属异物，应细心游离其周围组织，使其逐渐松动后向阻力小的方向移位。

（4）消除异物摘除后的"无效腔"。

（5）伤口安置引流。

2. 注意事项

术前应对异物准确定位。

四、围手术期的处理

（一）术前准备

1. 手术指征

（1）浅表异物于清创同时即可取出。

（2）新鲜伤道，异物较大（直径大于 1cm）；异物不邻近重要神经、血管，可循伤道探取。

（3）深部异物已有感染或形成瘘管，可循瘘管探取异物。

（4）异物存留导致功能障碍时，如影响进食或呼吸，张口受限，疼痛及妨碍创口愈合者。

（5）异物嵌于大血管壁，如颈动脉、颈内静脉，可导致大出血者。

2. 禁忌证

（1）局部有急性炎症。

（2）伤情危重。

（3）深部异物定位不确切。

（4）大血管附近的异物，无供血及血管修补、吻合技术条件者。

3. 常规准备

（1）对金属异物，应备好强磁场异物吸取装置。

（2）异物定位。

①强光透视法：金属及非金属异物均可应用，主要用于舌、颊、口底异物。

②X 线透视：可同时用金属针在异物附近从正、侧面刺入。结合患者头位变化，可在术中起引导作用。

③吞钡检查：口咽金属异物应用吞钡 X 线透视或摄片。

④参照物透照：对深部金属异物，术中如不易找，可在创腔固定一金属环，再透视或摄片，以明确其位置。

⑤X 线摄片：拍摄标准头颅正、侧位及水平位定位片。

⑥动脉造影：可明确异物与血管的关系。

⑦CT 检查：可较精确地定位。

（3）做好全麻术前准备。

（二）术后处理

（1）伤口安置引流，24 小时后去除。

（2）预防破伤风及伤口感染。

第三节 口腔颌面部软组织损伤

一、擦伤

为皮肤表皮层及真皮浅层与粗糙面的物体摩擦而引起的损害，常与挫伤合并发生。

（一）临床表现

（1）面部的擦伤多发生于较突出的部位，如颏部、颧部、鼻尖及唇部等处。

（2）创面边缘不整齐，少量渗血，创面常有泥沙、煤渣等污物附着，有时可见创面有淡黄色血浆渗出，创面有烧灼样疼痛。

（二）治疗

清洁创面，除去附着于创面的泥沙或其他异物，创面周围皮肤可用碘酒、酒精消毒，创面用生理盐水及 3% H_2O_2 清洗，任其干燥结痂，数日即可愈合。创面较大皮肤缺损较多者，可用油纱布覆盖创面，预防感染。对于创面未经清洁而有继发感染的擦伤，应行湿敷，一般 1 周左右也能愈合。

二、挫伤

挫伤多由于钝物直接打击或硬质物体直接撞击所致皮下组织、肌肉，甚至骨与关节的损伤，造成组织内溢血，形成瘀斑或血肿，表面皮肤无开放创口。

（一）临床表现

（1）局部皮肤瘀血、肿胀和疼痛。

（2）颞下颌关节发生挫伤后，可发生关节内或关节周围溢血、疼痛、张口受限或轻度错拾。血肿的纤维化可导致关节强直。

（二）治疗

治疗原则是止血、止痛、预防感染、促进血肿吸收和恢复功能。

（1）早期采取止血措施，使组织溢血局限化和停止。常用的方法是冷敷和加压包扎。如已形成血肿，在止血后可用热敷、理疗以促进血肿吸收。如血肿较大，止血后，可在无菌条件下，用粗针穿刺血肿，将血液抽出，然后加压包扎。如血肿过大，且已凝结，或压迫呼吸道，则应手术切开，将内容物放出。如果有感染，也应切开冲洗，清除坏死的血凝块及感染物，建立引流，同时用抗生素控制感染。

（2）颞下颌关节挫伤的治疗，可根据不同情况分别对待。如果关节内有大量溢血，可用无菌注射器吸出血液。对一般的挫伤，则可采取关节减压与休息的办法，即在磨牙间放置 2 ~ 3 mm 厚的橡皮垫，左右各一块，再用弹性绷带将下颌颏部向上吊紧，使髁状突下降，松解关节内压力，减轻疼痛。伤后 10 ~ 15 天，即应开始做按摩、理疗、张口锻炼，以促使功能恢复，防止发生关节内强直。

三、挫裂伤

由较大力量的钝器造成的颌面部皮肤、软组织及颌骨的开放性损伤。创口的特点是裂口较深，创缘不整齐，常呈锯齿状，裂口较广伴有紫绀色坏死组织及挫伤的症状，深层可伴发开放性骨折。清创时应充分洗刷伤口，除去坏死组织，修整边缘，彻底止血对位缝合。如伴有骨折，应同时处理好骨折，先使骨折复位固定后再缝合软组织伤口。若组织缺损，可同期或待后期整复。

四、刺伤

刺伤是由尖锐的物品如缝针、刀片、木片或牙碎片等物刺入软组织而发生。创口的特点是入口小而伤道深。可以是盲管伤或贯通伤。刺入物若折断可存留在组织内形成异物。刺入物也可将沙土和细菌带入创口深部，引起继发感染。颌面部刺伤，可刺入口腔、鼻腔、鼻窦、眼眶、甚至深达颅底等部位。清创时应彻底清除异物和止血，应用抗生素防治感染，注射破伤风抗毒素。硬腭部刺伤如未穿通骨质，清洗后可任其自愈。

五、切割伤

切割伤是由于锐利物如刀片或玻璃碎片等割裂软组织而引起的开放性损伤。其特点是边缘整齐，如伤及知名血管则有大量出血；如切断面神经，可造成面瘫。

清创缝合。遇有面神经较大分支切断时，应尽可能在清创后立即进行神经吻合术，以加速面神经功能的恢复，防止或减轻畸形。腮腺导管断裂者及早对位吻合或再造开口。颈总动脉或颈内动脉损伤时需作动脉吻合。切割伤如无感染，清创缝合后可以迅速愈合。

六、撕脱伤

为较大的机械力量将组织撕裂或撕脱。撕脱伤创口的边缘不整齐，出血多，常有肌肉、血管、神经及骨骼暴露。撕脱伤伤情较严重，疼痛剧烈，易发生休克和继发感染。

有休克者应先纠正休克，否则应及时清创，复位缝合。如为撕脱伤又有血管可行吻合者，应即吻合血管后行再植术；如无血管可供吻合，在伤后 6 小时内，应将撕脱的皮肤在清创后，切削成近似全厚或中厚皮片作再植。如组织不能利用，在控制感染的基础上，应及早进行断层皮肤移植，消灭创面。

七、咬伤

咬伤指由动物或人的牙齿所造成的创伤。动物咬伤可造成颌面部大块组织撕脱，使深部组织和骨面暴露，或伴开放性骨折。其创口污染较重，易于感染。人咬伤一般伤势较轻，多伴有鼻、唇、耳等器官缺损。

处理时应首先彻底清创，无组织、器官缺损者严密对位缝合。有组织、器官缺损者应视情况不同处理。如组织块或器官片段离体时间短、破坏及污染轻、体积较小，则处理后予以再植；如为大面积撕脱，部分患者可在彻底清创后即刻以皮肤移植或局部皮瓣修复，另一部分创面情况差者可经换药使创面愈合后行二期修复。颌骨骨折应尽量同期复位固定。

八、爆炸伤

爆炸伤指由爆炸所造成的颌面部严重损伤。创口极不整齐，外翻且多伴组织缺损，创面污染严重，有大量坏死组织及异物，并常伴开放性粉碎骨折或骨缺损。可伴有休克或颅脑损伤。

保持呼吸道通畅，纠正休克并及时处理颅脑损伤等严重并发症。尽早彻底清创，尽量保留可存活的软组织，对位或定向拉拢缝合以消灭创面。尽量同期行颌骨骨折复位固定，如有困难可简单固定待二期处理。大面积软组织缺损留待二期修复。

微信扫码
◆ 临床科研
◆ 医学前沿
◆ 临床资讯
◆ 临床笔记

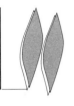

第八章　口腔良性肿瘤

第一节　牙龈瘤

牙龈瘤来源于牙周膜及颌骨牙槽突的结缔组织，与机械刺激、慢性炎症刺激和内分泌有关，非真性肿瘤。根据组织病理结构不同，牙龈瘤通常可分为肉芽肿型、纤维型及血管型三类。

一、诊断标准

以女性中青年多见。好发于牙龈乳头部，唇、颊侧较舌、腭侧多，最常见的部位是前磨牙区。肿块较局限，呈圆形或椭圆形，有时呈分叶状。大小不一，直径数毫米至数厘米。有蒂者呈息肉状；无蒂者基底宽广。一般生长较慢，但在女性妊娠期可迅速增大，较大的肿块可遮盖部分牙及牙槽突，表面可见牙齿压痕，易被咬伤而发生溃疡，伴发感染。局部常有刺激因素存在，如残根、牙石与不良修复体。随着肿块的增大，可以破坏牙槽骨壁，牙齿可松动，甚至移位。X线摄片可见骨质吸收，牙周膜间隙增宽的阴影。

二、治疗原则

除妊娠期龈瘤外，其他均应彻底切除，并去除局部刺激因素，包括龈下、龈上洁治，去除不良修复体等。凡牙齿已松动X线摄片示牙周膜间隙增宽或骨质稀疏及复发病例，均应拔除相关患牙，刮除牙周膜。对妊娠期龈瘤只有在分娩后仍不消退时，才行手术切除。术后酌情给予抗生素。

三、操作方法

（1）一般采用局麻。

（2）在围绕肿瘤蒂周的正常组织上做切口，切除瘤体及牙龈瘤波及的牙周膜、骨膜及邻近的骨组织，如牙已松动、X线片示牙周膜增宽、骨质稀疏，多次手术复发者均需拔除病区患牙，并刮尽牙周膜，以减少复发机会。

（3）缝合创面。如创面过大不能缝合时，可用碘仿纱条覆盖，或在创面上用牙周塞治剂保护。

（4）1周后去除牙周塞治剂或任其自行脱落。

第二节　乳头状瘤

乳头状瘤是发生在皮肤或黏膜的乳头状病损，分为扁平上皮细胞乳头状瘤及基底细胞乳头状瘤，后者包括老年疣等在内。

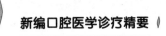

一、诊断标准

位于皮肤或黏膜，呈乳头状突起，表面高低不平，位于皮肤者可伴有色素沉着。临床分有蒂或无蒂两种，界限清楚，多无粘连。局部可有慢性刺激因素，如不良修复体或残根、残冠等。口腔乳头状瘤可在白斑的基础上发生，此时具有较大的恶变倾向。恶变的征象表现为发展速度增快，出现溃疡、出血、疼痛、基底部向周围浸润。唇、颊、龈以及皮肤多发性乳头状瘤，伴牙发育不良、多指、并指畸形，以及虹膜、脉络膜缺损或斜视时，称为多发性乳头状瘤综合征。

二、治疗原则

首先去除刺激因素。根治性措施是手术，非手术不能彻底治愈。

三、操作方法

可在局麻或全麻下切除肿瘤；基底部切除应较深、广泛；术中应行冷冻切片检查，如为癌变，应按恶性肿瘤处理；一般术后 5 ~ 7 日拆线，应用抗生素 3 ~ 5 日。

第三节　纤维瘤

颜面部和口腔内的纤维瘤可起源于面部皮下、口腔黏膜下或骨膜的纤维结缔组织。纤维瘤的构成主要为纤维组织，其他细胞及血管很少；如为纤维细胞及胶原纤维所组成，且血管丰富，实际上为低度恶性的纤维肉瘤，两者在病理上难以区别。

一、诊断标准

纤维瘤一般生长缓慢。发生在面部皮下的纤维瘤为无痛性肿块，质地较硬、大小不等，表面光滑、边界清楚，一般皆可移动。发生在口腔的纤维瘤较小，呈结节状，可有蒂或无蒂。多发生于牙槽突、颊、腭等部位。如发生于牙槽突，可使牙齿松动移位。继发感染可引起疼痛或功能障碍。

口腔颌面部纤维瘤极易复发：多次复发后又易恶变，其临床生物学行为比身体其他部位的纤维瘤差。

二、治疗原则

主要采用手术切除。放射治疗和应用激素在个别病例可抑制肿瘤生长，但一般认为不能作为主要的治疗手段，可作为无法手术者的姑息治疗。该症虽具有多次复发的恶性生物学行为，但手术广泛彻底的切除，可杜绝复发。牙槽突的纤维瘤，除需拔除有关牙齿外，还需将肿瘤所累及的骨膜一并切除。临床诊断为纤维瘤，手术时需做冰冻切片，如证实为恶性时，应按恶性肿瘤治疗原则处理。

三、操作方法

（1）根据病变部位选择适当的切口。

（2）切开皮肤和皮下组织，显露肿瘤组织。

（3）切除肿瘤时，应包括肿瘤周围 3 ~ 5 cm 的正常皮肤、肌肉、肌腱、骨骼等组织以及其深面的正常组织，肿瘤包绕重要血管或神经时，应做锐性分离，必要时行血管移植术。

（4）彻底切除后，如有组织缺损，可行组织移植修复术。

（5）彻底止血，必要时放置引流。缝合切口。

第四节　脂肪瘤

脂肪瘤系起源于脂肪组织的良性肿瘤。

一、诊断标准

好发于多脂肪区，如颈部、面颊部等。病程长，生长慢。边界不清楚，触诊柔软，有时有分叶状及假波动感。位于黏膜下者可显出黄色。穿刺时无物抽出，可行 B 超检查辅助诊断。

二、治疗原则

手术摘除。

三、操作方法

（1）常规消毒术野，铺巾，术野局部浸润麻醉。

（2）设计手术切口。根据病变情况选择尽可能平行于皮肤纹理或顺体表轮廓的切口，切口线距肿物边缘 0.5 ~ 2 mm。

（3）沿切口线切开皮肤，彻底切除病灶，止血，酌情剥离切口两缘，缝合皮肤，外涂抗生素软膏后创面可暴露或包扎。

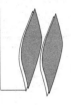

第九章　口腔恶性肿瘤

第一节　口咽癌

一、概述

临床口咽的解剖区域划分是：上界为硬腭水平，下界为舌骨水平，前界为舌根，后界为咽前壁，两侧为侧咽壁（图9-1）。会厌谿是约1 cm宽的光滑黏膜带，是舌根向会厌黏膜的移行部分。舌根表面黏膜凹凸不平，是因为黏膜下散在分布有淋巴滤泡组织，实际舌根黏膜和口腔舌一样是光滑的。舌根的肌组织和口腔舌相连续。

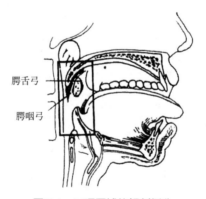

腭舌弓

腭咽弓

图9-1　口咽区域的解剖划分

扁桃体区域呈三角形，前界为扁桃体前柱（腭舌肌），后界为扁桃体后柱（腭咽肌），下界是舌扁桃体沟和咽会厌皱褶。腭扁桃体位于此三角中。扁桃体外侧是咽缩肌，紧邻咽旁间隙。舌扁桃体沟划分开舌根和扁桃体区域。

软腭是一活动的肌性器官，两侧和扁桃体柱相接。软腭的口腔面是复层鳞状上皮，鼻腔面是呼吸道上皮。

二、病理

口咽部的恶性肿瘤仍以鳞状细胞癌最常见。扁桃体区域及舌根常发生淋巴上皮癌，也常见恶性淋巴瘤，除此尚有小唾液腺恶性肿瘤发生。

三、临床表现

部位不同，症状不一。此处我们只讨论和口腔有密切关系而在诊断上易于混淆者。

1. 舌根部癌

舌根部鳞状细胞癌最早的症状常常是轻微的咽喉痛。此时不仅易被患者忽略，就是医师用常规的压舌板及触诊检查也难以发现，除非采用间接喉镜观察。稍大病变患者会感到吞咽痛，或感到耳内深部位疼痛。肿瘤进一步浸润发展，舌运动受限甚至固定，呼出气体有难闻的臭味。

促使患者就医常常是因为发现颈部淋巴结主要是颈上深二腹肌群淋巴结肿大。患者有时会主诉是在一夜之间肿起来而导致医师误诊为炎症。患者的这种感受可能是正确的。因为转移性淋巴结在增长过程中毫无症状，由于肿块中心坏死或内部出血而迅速增大并有压痛。因此，对于中老年患者有这些征象，口咽和鼻咽的详细检查非常必要。

舌根癌较早期即向深面肌肉浸润而无任何症状。发生于舌根侧面的癌可以浸润至舌扁桃体沟，由于此区无肌组织阻挡，肿瘤较易在颈部呈现肿块（下颌舌骨肌对于口腔舌部癌的扩展有一定阻挡作用，而舌扁桃体沟外侧无其他较大的肌组织起阻挡作用），临床可以从下颌角下方触及而易与肿大的淋巴结相混淆。肿瘤进一步扩展可累及会厌、喉及口腔舌，咽旁间隙受累则是晚期征象。

2. 扁桃体区域癌

发生于扁桃体前柱者均为鳞状细胞癌。有人将此部位发生的癌归之于磨牙后三角区，但其临床表现、扩展、治疗和预后是不同的。早期病变呈红色、白色或红白相间表现，常表浅而深部浸润极少。此期患者常无症状，如有也仅有轻微咽喉痛或吞咽不适。病变进一步发展则中心产生溃疡，向深部浸润腭舌肌，此期可能出现耳内反射性疼痛。病变向内上扩展入软腭及硬腭后部、上牙龈；前外侧扩展至磨牙后三角区、颊黏膜和下牙龈；前下扩展入舌。扩展累及的范围不同则可发生不同的症状和功能障碍。后方扩展累及颞肌及翼肌群，可发生不同程度的开口困难。严重开口困难属晚期征象，表明病变已累及鼻咽和颅底。扁桃体后柱癌不常见，即使发生，也难于确定系原发于此部位者。

扁桃体凹的肿瘤可以发生自黏膜或扁桃体本身。临床症状类似发生于扁桃体前柱者。病变较早累及口咽侧壁并侵入舌腭沟和舌根。癌瘤进一步发展可以穿透咽壁及咽旁间隙，向上扩展达颅底，但很少有脑神经受累症状。扁桃体恶性淋巴瘤一般呈现为大的黏膜下肿块，但当其发生溃疡时，其表现也颇似癌。

3. 软腭癌

几乎所有的鳞状细胞癌均发生自软腭的口腔面。早期软腭癌的临床表现和扁桃体前柱发生者相似。较大的病变由于软腭或腭垂的破坏除吞咽困难外，可能出现食物反流现象。患者就诊时病变大都尚局限于软腭部，张口困难、腭骨穿孔等常属晚期征象。

口咽癌无论发生于哪个部位，首站转移的淋巴结是颈上深二腹肌群淋巴结，然后沿颈静脉淋巴结链扩展。口咽癌的颈淋巴结转移率较高，甚至是患者就诊的首发症状。约 50% 的病例在初诊时即发现有颈淋巴结转移。病变愈大转移率愈高，T_4 和 T_4 病变者可达 65% 以上。

四、治疗

口咽部癌总的治疗原则是放射治疗根治，在原发灶控制的情况下，颈部淋巴结转移灶作根治性颈清除术。

原发癌的外科手术仅限于病变在 2 cm 左右（软腭部直径不超过 0.5 cm）。舌根部肿瘤可从舌骨上进入或行侧咽切开术。较大的病变或放射治疗失败的挽救性手术，无论在舌根或扁桃体区域，常需离断下颌骨，甚至切除下颌支。气管切开及皮瓣修复设计是必需的。晚期病变仅能作姑息性治疗。

五、预后

口咽癌的预后较差。舌根部癌无论放射治疗或手术治疗，五年治愈率在 30% 左右。

第二节　上颌窦癌

一、概述

上颌窦是上颌骨的空腔，呈锥体形，上部宽大，下端狭窄。分上、内、前外侧和后侧壁。四个壁中以内侧壁最薄，有 1 ~ 2 个裂孔和鼻腔相通。内壁和前外壁下方以锐角相连，构成上颌窦腔底，和牙槽突及腭骨水平部毗邻。磨牙和前磨牙根尖仅借一薄层骨（有时无骨质）与窦相隔（图 9-2）。上壁分开眼眶和窦腔。后侧壁紧邻颞下窝，构成翼腭窝的前壁。上颌窦黏膜为纤毛柱状上皮。

以鳞状细胞癌占首位。此外尚有小唾液腺恶性肿瘤、恶性淋巴瘤、骨肉瘤等，但均较少见。

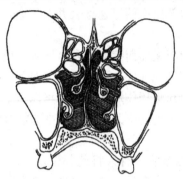

图 9-2　通过磨牙区横断观察上颌窦和周围解剖关系

二、诊断

初期肿瘤在窦内生长，临床无任何症状。及至症状出现，常系肿瘤已破坏窦壁累及周围组织。但这些症状并非特异性，在无明显肿块突起而又缺乏警觉性，延误诊断者为数不少。窦壁各部位均可发生肿瘤，由于其生长扩展累及的器官不同而有不同征象。现将常见的征象列举如下。这些征象如不能以常见疾病解释时就应警惕肿瘤的存在，并做必要的详细检查以确诊。

1. 牙痛、牙龈麻木和牙松动

造成牙痛及牙松动最常见的原因是龋病和牙周病。当患者有这方面的症状而非龋病和牙周病及其他牙体病所致时，应当进一步查找原因，不要轻易地诊断为非典型性三叉神经痛，更不要任意拔牙。肿瘤所致的疼痛特点是持续性的，夜间更重，和任何刺激因素无关。除牙疼外常伴头痛、面颌部痛，甚至眼痛等。如果疼痛同时伴发牙龈蚁走感、发麻、发胀，就应高度怀疑上颌窦内肿瘤的存在。这些症状的出现大多系原发癌发生于上颌窦的下壁，压迫或破坏上牙槽神经所致。肿瘤进一步破坏牙槽突致牙齿松动、龈颊沟可以出现肿胀。文献报告上颌窦癌患者 50% ~ 70% 有牙痛史。

2. 眶下区感觉异常或麻木

上颌窦癌患者可以眶下区蚁走感或麻木为首发症状而不伴发其他征象。肿瘤的原发部位可能在前外侧壁、上壁接近眶下神经的部位；也可能原发部位在上颌窦后壁，肿瘤破坏翼腭管累及其内的上颌神经及腭降神经，此时可能有上腭异常感。有的病例伴有上颌牙痛及头痛。

3. 鼻腔症状

鼻的异常分泌和鼻塞是常见的主诉症状。鼻的渗出液常为血性或少量间断地出现；有时为浓血性伴有恶臭。如肿瘤原发于上颌窦内侧壁，鼻塞或异常分泌为早期征象。但不少病例系窦腔内肿瘤继发感染，并发上颌窦炎所致。如无其他肿瘤征象，也很容易误诊为鼻窦炎症而延误治疗。

4. 眼的症状

发生于上颌窦内上部的肿瘤累及鼻泪管，溢泪可能是早期征象之一。病变累及筛窦也可出现鼻腔方面的症状。眼球移位（向上外侧居多）、突出（窦腔上后壁骨破坏）可以单独出现，但大多系肿瘤广泛破坏所致。

5. 开口障碍以至牙关紧闭

原发于上颌窦后壁癌破坏翼突累及翼内、外肌时，可以出现开口困难、开口时偏向患侧。肿瘤继续发展、开口困难呈渐进性以至牙关紧闭。此时患者常伴发耳鸣、耳内闷胀感，表示肿瘤已侵入颞下窝，累及耳咽管，预示肿瘤已侵及颅底。

6. 面部肿胀或窦道

上颌窦前外及上外壁发生肿瘤很易破坏此区骨壁而在面颊部、颧颊部出现肿胀。肿瘤坏死可自发破溃或误诊切开而留有窦道。常见误诊为上颌骨骨髓炎。上颌骨骨髓炎是极其少见的，中年以上男性患者如在面颊有不愈窦道，首先应想到癌瘤，应从窦道深部刮取组织送病理检查。此种情况大多见于分化较好、发展缓慢的鳞癌。

上颌窦癌颈淋巴结转移率较少。但如肿瘤突破骨壁累及牙龈或龈颊沟黏膜时转移率则增加。下颌下及颈上深二腹肌群淋巴结是常见的转移部位，偶见转移至耳前区腮腺内淋巴结。临床表现中如同时有 2 ~ 3 组症状和征象，诊断为上颌窦癌是不困难的。从治疗方面考虑，确切了解肿瘤累及的范围极其重要。CT 及 MRI 是最佳的影像检查方法。如无条件做这些检查，X 线平片投照颅底片、正位及侧位体层片是必需的，要注意上颌窦后壁和翼突破坏受累情况。鼻颏位片由于重叠影像较多，定位诊断价值不大。

常规的耳鼻喉科检查是必需的。眼球的活动度至关重要，如眼球活动外展受限，表明肿瘤可能累及眶上裂，非手术适应证。

确定病变性质仍需做活体组织检查。

三、治疗

上颌窦癌的治疗主要是手术、放射治疗和两者联合的综合治疗。单纯手术或放射治疗 5 年治愈率均在 30% 左右，两者联合可提高一倍以上，并主张手术前作放射治疗。

术前做 ^{60} 钴放射治疗，照射剂量为 45 Gy 左右，休息 2 ~ 3 周后手术。如肿瘤仅限于上颌骨下部结构，可保留眶板。后壁或后下壁骨质破坏而翼突无骨质破坏者，可作包括翼突在内的全上颌骨切除术。术式可采用截除喙突、结扎上颌动脉，在翼突根部将其凿开，连同上颌骨一并切除。此术式出血少，术后功能障碍少。对眼球尽量保存，筛窦破坏、眼球移位或运动稍受限并非牺牲眼球的依据，但眶板，特别是上颌窦后近眶尖部分或眶底骨膜受肿瘤破坏，可能需要牺牲眼球以获取正常周界。龈颊沟受累侵及颊部软组织者，宜从骨膜外翻开皮瓣，切除的软组织要足够，所遗创面以皮片修复。

上颌骨切除后的骨缺损，可在手术后 3 ~ 4 周以赝复体修复，并在其上做义齿恢复关系。

颈淋巴结有转移者应作根治性颈清除术。对于 N_0 病例可以考虑作选择性放射治疗。

四、预后

上颌窦癌治疗失败主要是原发癌未被控制。因此，原发癌治疗是否完全彻底是提高治愈率的首要关键。^{60} 钴手术前照射加根治性的外科手术，5 年治愈率可达 60% 左右。

第三节 舌癌

一、概述

舌癌是口腔颌面部最常见的恶性肿瘤之一，它占全身癌的 0.8% ~ 2.0%，占头颈部癌的 5% ~ 15.5%，占口腔癌的 32.3%，居口腔癌之首。舌癌多数为鳞状细胞癌，特别是在舌前 2/3 部位，腺癌比较少见，多位于舌根部；舌根部有时亦可发生淋巴上皮癌及未分化癌。中国舌癌发病的中位年龄在 50 岁以前，比欧美的偏早。男性患者较女性多，男女之比约为 1.2 : 1 ~ 1.8 : 1。

舌癌经治疗后 5 年生存率为 30% ~ 50%，其预后与病变分期关系尤为密切，早期舌癌 5 年生存率可达 90% 以上。此外，舌癌的预后与淋巴结转移、舌癌的位置、大小、侵犯程度范围、性别、年龄有关，如舌尖部癌除较晚期外，一般预后较好；有颈淋巴结转移的 5 年生存率为 21.4%，无转移的为 50%。

二、诊断

（一）体格检查

1. 局部检查

舌黏膜色、形、质的视、触诊：重点检查高危部位：舌缘、舌尖、舌腹等处。肿瘤相应部位常有慢性刺激因素存在，如残根、残冠或不良修复体；也可存在有白斑等癌前病损。

常为溃疡型或浸润型肿物，质硬、边界不清、压痛。疼痛明显，可放射至耳颞部及半侧头面部。肿瘤浸润至舌神经和舌下神经时，可有舌麻木及舌运动障碍，出现说话、进食及吞咽困难。有无存在继发感染。应确定肿物范围：有无浸润生长，病变是否单侧或越过中线，是否侵犯舌根、口底、牙龈以及下颌骨等邻近组织区域。记录病变的大小，计算肿物体积。

颈部检查：因舌体具有丰富的淋巴管和血液循环，并且舌的机械运动频繁，因此舌癌转移较早且转移概率较高，因此需重视全颈部的细致体查，避免遗漏。舌癌颈部转移一般遵循逐级转移，前哨淋巴结的检查尤为重要，以颈深上淋巴结最多见，但也不能忽略肿瘤的"跳跃"转移。舌前部的癌多向颌下及颈深淋巴结上、中群转移；舌尖部癌可以转移至颏下或直接至颈深中群淋巴结；舌根部的癌不仅转移到颌下或颈深淋巴结，还可能向茎突后及咽后部的淋巴转移舌背或越过舌体中线的舌癌可以向对侧颈淋巴结转移。

2. 全身检查

检查记录患者的体位、精神状况、营养程度，以及体温、心率、血压等等。晚期舌癌患者可出现贫血、消瘦等症状，如发生咳嗽、咯血、胸痛，要考虑肿瘤肺部转移的可能。除一般常规全身体查项目之外，应重点检查可能需要进行移植修复舌癌术后缺损的组织瓣部位：如胸大肌、前臂等处，评估诸多影响修复效果的供区条件：如皮肤的色质、皮下组织、肌肉量、血供状况以及供区取瓣后对外形、功能的影响。记录患者的身高、体重，计算其体表面积，方便化疗时精确给药剂量。

（二）辅助检查

1. 实验室检查

血常规一般无异常，晚期患者常有红细胞减少、血沉加快等改变。

2. 影像学检查

（1）常规X线检查：下颌曲面断层片了解颌骨骨质破坏情况，胸片检查了解肺部有无转移灶。

（2）B超：评估转移淋巴结的大小、形态、数目及与颈部重要血管关系。声像图示转移淋巴结多呈圆形、低回声，有时回声不均。

（3）CT：CT的软组织分辨率较低，很难显示小的或舌体部肿瘤，主要显示肿物浸润范围，是判断骨皮质受侵的最佳手段，表现为骨皮质中断或侵蚀。正常舌CT表现为以舌中隔、正中线、正中缝为中线，双侧结构对称、夹以斜纵行条带状低密度区，为舌肌间脂肪组织且位置大小均较对称。舌癌CT典型表现为舌类圆形低或略高密度区，增强呈环形或不均匀性强化。增强扫描协助判断颈部转移淋巴结的内部结构、数目及是否侵犯颈动、静脉，如有侵犯术前应做动脉切除的准备。

（4）MRI：具有软组织分辨率高、多平面及多序列成像的特点，可显示软组织病变的全貌并能立体定位，可早期显示病变，并在对血管的侵犯以及肿瘤的分期方面优于CT，是口咽部较好的影像检查手段。根据MRI信号和形态改变很容易发现舌癌，增强扫描可进一步明确肿瘤范围，并可根据强化随时间变化曲线鉴别肿瘤组织学性质。各类舌癌可有不同的MRI信号特点及侵犯方式，从而可推断其组织学性质：鳞状上皮癌以舌体部较多，T_1WI 与肌肉信号类似，T_2WI 信号较高，发生囊变坏死时信号不均匀，常见直接周围侵犯与淋巴结转移。腺样囊腺癌囊变成分更多，T_2WI 信号增高显著，向周围侵犯方式与鳞癌类似。淋巴瘤多位于舌根部，边界较清楚，呈中等长 T_1、长 T_2 信号，且多较均匀，常伴淋巴结肿大，不直接侵犯深层组织。在评价肿瘤向外侵犯或淋巴结增大方面，上述异常MRI信号明显不同于正常组织，加之血管间隙动静脉的流空效应，使其准确反映舌癌的直接外侵和淋巴结转移情况。MRI对骨皮质及较少骨松质受侵并不敏感。总之，舌癌影像学检查的主要目的在于了解肿瘤的侵犯范围及有无淋巴结或远处转移，在显示舌癌及向周围软组织扩散和淋巴结转移方面，MRI优于CT，而CT则较好地显示骨质受侵。

（5）PET：可特异性鉴别肿瘤或炎症性淋巴结，检出颈部转移淋巴结的敏感度和特异性较CT和MRI为优，PET-CT兼能提供病变精确定位。

3. 特殊检查

（1）病理活检：舌癌定性的诊断标准。于阻滞麻醉下在正常组织与肿物交界处切取0.5～1 cm组织送检，缝合不用过紧，尽早拆除。病理确诊后尽快手术。

（2）超声多普勒：对欲行血管吻合的游离组织瓣修复术后缺损患者，可行超声多普勒检查，探明供、受区的动、静脉分支走向、血流状况，确保手术成功。

（三）临床分期（表9-1）

表9-1 舌癌的临床分期

临床分期	T（原发肿瘤）	N（Ⅸ域淋巴结）	M（远处转移）
0 期	T_{is}	N_0	M_0
Ⅰ 期	T_1	N_0	M_0
Ⅱ 期	T_2	N_0	M_0
Ⅲ 期	T_3	N_0	M_0
	T_1	N_1	M_0
	T_2	N_1	M_0
	T_3	N_1	M_0
ⅣA 期	T_{4a}	N_0、N_1	M_0
	$T_1 \sim T_{4a}$	N_2	M_0
ⅣB 期	任何 T	N_3	M_0
	T_{4b}	任何 N	M_0
ⅣC 期	任何 T	任何 N	M_1

（四）鉴别诊断

1. 白斑

是黏膜上皮增生和过度角化而形成的白色斑块，稍高于黏膜表面，患者自觉有粗涩感，可发生于颊部、唇、舌、龈、腭等部位。舌黏膜白斑则好发于舌侧缘及轮廓乳头前的舌背部。其发生主要与吸烟、残牙及不合适假牙的刺激、营养障碍及内分泌失调有关。一般可分为3度：Ⅰ度白斑为浅白色，云雾状，质软，无自觉症状；Ⅱ度白斑略高于黏膜表面，边界清楚，往往有浅裂，可有轻度不适；Ⅲ度白斑应看作癌前病变，表现为白斑黏膜增厚，表面粗糙为颗粒状或乳头状，局部有异物感，甚至灼痛。Ⅰ、Ⅱ度白斑可行去除病因治疗或局部用药等治疗，Ⅲ度白斑则需要手术切除并作组织病理检查。

2. 结核性溃疡

病变多发生在舌背，偶尔在舌边缘和舌尖。常与活动性肺结核伴发或有肺结核病史。表现为溃疡表浅，边缘不齐不硬，表面不平，常有灰黄污秽渗出液，自觉疼痛，有时多发。全胸片检查、抗结核诊断性治疗有助于于鉴别诊断，必要时可做活组织检查。

3. 乳头状瘤

发生于舌尖边缘、舌背、舌后少见，黏膜表面有细、小乳头，外突，2～4 cm，边缘清楚，周围组织软，基底无浸润，需要手术切除。

4. 纤维瘤

口腔各部位皆可发生，生长于黏膜下层，大小不等，硬度不一，边界清楚，活动，生长缓慢，需要手术切除并作组织病理检查。

5. 口腔创伤性溃疡

多见于老年人，常有坏牙或不合适假牙易引起，好发于舌侧缘，溃疡的部位、外形与刺激物相对应。溃疡深在，周围组织软，有炎性浸润，无实质性硬块。如拔去坏死或停用不合适假牙，多可短期自愈，如一周后未见好转者，需要做组织病理检查以确诊。

6. 重型复发性口疮

可发生于口腔各处黏膜。凹形溃疡，为圆形或椭圆形，边缘整齐，质地较硬。患者感烧灼样疼痛，饮食、语言亦受影响。病程反复，可以自愈。

7. 梅毒

本病表现极为复杂，几乎可侵犯全身各器官，造成多器官的损害。一期梅毒主要损害为硬下疳或溃疡，是梅毒螺旋体最初侵入之处，并在此繁殖所致。典型的硬下疳为一无痛性红色硬结，触之硬如软骨样，基底清洁，表面糜烂覆以少许渗液或薄痂，边缘整齐。损害数目大都为单个，亦可为多个。通过接吻感染者，硬下疳可发生于唇、下颌部和舌等部位，常伴有局部淋巴结肿大。未经治疗，硬下疳持续2～6周后便自行消退而不留瘢痕。二期梅毒约30%的患者有口腔黏膜损害－黏膜斑：呈圆形或椭圆形之糜烂面，直径0.2～1.0 cm，基底红润，表面有渗出液或形成灰白色薄膜覆盖，内含有大量梅毒螺旋体。二期梅毒的症状和体征一般持续数周后，便会自行消退。三期梅毒亦可累及黏膜，主要见于口腔、舌等处，可发生结节疹或树胶肿。发于舌者可呈限局限性单个树胶肿或弥漫性树胶浸润，后者易发展成慢性间质性舌炎，呈深浅不等沟状舌，是一种癌前期病变，应严密观察。有不洁性史和血清学、组织病理检查以确诊。

三、治疗

（一）治疗原则

舌癌的预防在于减少外来刺激因素，积极治疗癌前病变，提高机体抗病能力。加强防癌普查，做到早发现、早诊断、早治疗。舌癌确诊后，根据肿瘤组织来源、分化程度、临床分期及全身情况，制定以手术为主的综合治疗方案。由于舌是重要的发音咀嚼等功能器官，所以应在尽可能减少患者功能障碍的基础上治愈患者。

（二）术前准备

排除手术禁忌证，请相关科室会诊、积极治疗影响手术的心血管、糖尿病等系统性疾病，并改善患者体质。术前维护口腔卫生：治疗龋齿、牙周洁治，漱口水含漱。与患者及其家人充分沟通，使之对疾病、治疗计划和预后知情了解，得到其理解、配合。

（三）治疗方案

强调分期、个体化治疗，以手术为主，辅以化、放疗的综合治疗。舌癌具有较高的淋巴道转移倾向，常较早出现颈淋巴结转移，转移率在40%～80%之间，且部分转移淋巴结无肿大等临床体征，即隐性淋巴结转移，不易明确诊断，如未及时进行治疗，可导致术后延迟转移。因此对舌癌颈部淋巴结应持积极态度，对无法确诊的淋巴结行选择性预清扫可以显著改善此类病例的预后，而待出现体征后再行治疗性颈清扫，疗效会大为降低。

0期：原发灶扩大切除术＋颈淋巴结处理。颈淋巴结可以有以下3种处理方法：①功能性颈淋巴清扫术，保留颈内静脉、副神经和胸锁乳突肌。由于可能存在隐匿性转移，因此在N_0患者也应进行预防性的全颈淋巴清扫术式，另外，舌癌常发生颈深中淋巴结转移，故一般不选择肩胛舌骨上颈淋巴清扫术式。②放疗。③由于0期病灶为原位癌，未突破基底膜，结合患者具体情况可以考虑密切随访观察，暂不行预颈淋巴清扫。

Ⅰ期：原发灶扩大切除术＋颈淋巴清扫术（或舌颌颈联合根治术）。原发灶直径小于2 cm，可做距离病灶外1 cm以上的楔状切除并直接缝合，可不行舌再造。如肿瘤累及扁桃体、口底或侵犯颌骨，需施行扁桃体切除、颌骨方块切除，切缘黏膜直接缝合，可不同程度影响舌体运动。

Ⅱ期：原发灶扩大切除术（组织瓣同期整复术）＋颈淋巴清扫术（或舌颌颈联合根治术）。大于2 cm的病例，根据局部情况可行患侧舌大部或半舌切除切除。舌癌侵犯范围较广泛者应根据情况扩大切除范围，如口底甚至下颌骨一并切除。舌为咀嚼、吞咽、语言的重要器官，舌缺损1/2以上时，应行同期行舌再造术，主要根据缺损大小选择应用前臂皮瓣、舌骨下肌群皮瓣、股薄肌皮瓣、胸大肌皮瓣或背阔肌皮瓣等组织瓣修复。舌体缺损大于1/3～2/3者，一般采用皮瓣、薄的肌皮瓣修复，以利于恢复舌的外形、舌运动及语言等功能。其中前臂游离皮瓣具有血管较恒定、皮瓣质地柔软、厚薄适当、易于塑形、血管吻合成功率高等特点，是舌缺损最常用的皮瓣。舌体缺损大于等于2/3者，多为较晚期病例，为了保证手术根治，往往需要切除舌体肌及舌外肌群，甚至需合并切除下颌骨体部，术后组织缺损较大，需要较大组织量修复。胸大肌肌皮瓣为多功能皮瓣，血供丰富，血管走行较恒定，易于切取，抗感染能力强，成功率高，可以提供足够的组织量，是较大舌体缺损修复常用的肌皮瓣。但因其皮瓣肥厚，影响舌体术后的灵活性，术后语言功能较皮瓣修复差。如需施行同期血管吻合组织瓣整复，应在颈清术中预留保护受区血管。如将支配组织瓣运动神经与舌下神经进行吻合获得动力性修复，可以一定程度改善术后舌体功能。如肿瘤侵犯越过中线，还需行对侧颈淋巴清扫术，此时应尽量保留一侧颈内静脉，防止颅内压升高。

Ⅲ～Ⅳ期：术前化、放疗＋舌颌颈联合根治术＋组织瓣同期整复术＋术后化、放疗。由于放疗可能受区血管损伤导致组织瓣血管吻合失败，同时影响术后创区愈合，因此术前诱导化疗（PVP、PM 方案）更为常用。有肿瘤远处转移患者，采用化、放疗等姑息治疗，一般不宜手术。

（四）术后观察及处理

1. 一般处理

平卧头侧位，及时清理口腔内唾液及渗出液，防止误吸，可于床边备气管切开包。持续低流量吸氧12～24 小时，床边心电监护。

雾化吸入，减轻麻醉插管咽喉部反应。气管切开者可根据患者恢复情况 3～5 天堵管、拔管。拔管后创口放置油纱加蝶形胶布，待其自行愈合。

颈部负压引流 3～4 天，密切观察引流通畅及颈部皮瓣贴合情况，记录引流量。一般术后 12 小时引流不应超过 250 mL，引流量低于 30 mL 后拔出引流管，酌情换为胶片引流 2～3 天。负压引流时可仅以消毒敷料轻轻覆盖，无须加压包扎，以防皮瓣坏死。腮腺区可行颅颌绷带加压，防止涎瘘。

术后 24 小时禁食，根据当日需要量、丧失量及排出量酌情补液、调整电解质平衡，一般补液 2 500～3 000 mL，气管切开患者每日加 500 mL。24 小时后鼻饲流质，调整补液量。7～10 天停鼻饲，14 天后进半流。一般性预防性抗感染 1 周；手术范围较大，同时植骨或同时作较复杂修复者则一般采用联合用药；手术前后感染严重或术创大，修复方式复杂者可根据临床和药敏试验选择有效的抗生素。

组织瓣整复患者应保持头颈部制动 1 周，保持室温 20～25℃，皮瓣及蒂部忌加压包扎。自然光下密切观察皮瓣存活情况，及时判断血管危象，尽早处理。游离皮瓣需抗凝治疗 7～10 天，带蒂皮瓣抗凝治疗 5～7 天，使用血管扩张和抗凝药物如低分子右旋糖酐、阿司匹林，其用量及是否使用止血药物应根据患者具体情况灵活处理。

皮肤创口缝线 9～11 天间断拆除，舌部缝线 10～12 天拆除，以防裂开。

2. 并发症的观察及处理

（1）术创出血：术后创区 1～2 天的轻微渗血无须处理。如果较大管径血管术中未能妥善止血，或可能因为患者原发或手术、麻醉后继发高血压未能控制可导致术后较严重的出血，表现为创区肿胀、血肿，创口持续性渗血，短时间内负压引流出大量新鲜血液，严重时可导致吸入性或阻塞性呼吸障碍引起窒息，危及生命。此时应查明原因，果断处理：控制血压，打开创口寻找出血点迅速止血，清除血肿。

（2）皮瓣血运障碍：血管吻合皮瓣的血管危象一般发生于术后 24～72 小时，动脉缺血表现为皮瓣苍白、皮温低，针刺不出血；静脉回流障碍表现为皮瓣瘀肿，皮色暗紫。术后应严格头颈部制动，正确使用血管扩张剂及抗凝药物，密切观察皮瓣存活情况，一旦发现危象应在 6～8 小时以内进行处理：切断吻合血管，清除瘀血，重新吻合。带蒂皮瓣出现血运障碍时，可于其周围及蒂部行松解、降压。血运障碍宜早发现、早处理，切勿犹豫等待，否则错过时机，皮瓣坏死将不可避免。

（3）涎瘘：因术中腮腺下极未能严密缝扎导致。表现为引流出水样液体，淀粉酶试验阳性。可腮腺区加压包扎，餐前口服或肌注阿托品，必要时重新打开颌下切口，对腮腺下极妥善缝扎，术后需放疗者可照射腮腺区 8～10 次，使之萎缩。

（4）感染：患者术后出现高热、白细胞升高、术区红肿热痛即可确诊。应积极抗感染处理：充分引流，可根据细菌培养药敏结果，针对性选择、合理使用抗生素。

（5）乳糜漏：因颈淋巴清扫损伤左侧胸导管和右侧淋巴导管而致，可见引流及锁骨创口流出白色混浊、水样液体。可拔出负压引流，换成胶片引流，加压包扎。必要时打开创口，行淋巴管残端缝扎。

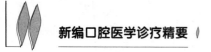

四、随访

出院带药，口服抗生素 1 周。加强营养及支持治疗，饮食从流质、半流逐渐向正常饮食过渡。切缘病理阳性或证实颈部淋巴结转移患者，术后 5 周内进行化放疗。放疗剂量需在 5 000 cGy 以上，行组织瓣整复者不宜超过 7 000 cGy，以免影响皮瓣存活。化疗方案同术前化疗，常用联合化疗，选用疗程短的冲击疗法，如 PVP、PM 等方案，每月 1 次，重复 5 ~ 6 个疗程。

上肢功能训练。根治性颈淋巴清扫切除副神经可引起肩下垂及抬肩困难。

定期门诊复诊，3 月 1 次。包括局部有无可疑溃疡、肿物，颈部有无肿块；可复查 CT、胸片，了解有无局部深处及肺等有无复发、转移。

五、预后

舌癌治疗后的 5 年生存率一般在 60% 左右，其预后主要与临床分期、病理分级、有无淋巴结转移和生长方式密切相关。T_1 期患者治疗后 5 年生存率可达 90%，无淋巴结转移比淋巴结转移患者 5 年生存率可高出 1 倍。

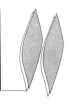

第十章　错**畸形的早期矫治**

绝大多数牙**畸形是儿童在生长发育过程中，受遗传及环境因素影响所导致的发育畸形。怀孕 40 天后，胚胎颌骨初始发育、牙板（tooth lamina）开始发生，直至恒牙列建**完成（约 15 岁），这是人一生中生长发育最活跃最关键的阶段。特别是人的颜面部，此阶段是口颌及颅面形态的主要形成和功能完善期。由于这段时期比较长，牙颌面生长受障碍的可能性和概率也相应增多。在此期内，任何不利于全身及口腔局部正常生长发育的因素，均可能导致牙的发育、萌替、排列及咬合异常，造成颌骨及颜面的异常发育，并影响个体的颜面美观形象，后果十分严重。此期，也是儿童大脑发育和性格形成的主要时期，颜面形象的美与丑常常影响儿童的性格及心理健康成长。心理学家弗洛伊德曾说："儿童时代是人生的重要阶段，早期心理的健全对一个人未来的发展很重要"。因此，早期预防牙颌畸形的发生，及时对已发生的畸形进行早期治疗，阻断其发展，或通过早期控制，引导牙颌面良性发育，从而保障儿童口颌、颅面及身心的健康发育成长，是口腔正畸学重要的学科内容，也是口腔正畸医师的重要职责和任务。

另一方面，从早期防治的观点，如果患儿的错**畸形能尽早得到矫治，常可在较短的时间内，用比较简单的矫治方法和矫治器改正，达到事半功倍的效果。反之，如果没有进行早期防治，一些简单的错**畸形可能发展严重，给以后的治疗增加难度，甚至发展为颌面畸形，需要成年后采用外科—正畸联合治疗。因此，对牙颌畸形的早期诊断、早期预防、早期治疗，不仅对儿童口颌系统的正常生长发育、儿童心理的健康成长十分重要，而且可简化治疗方法并缩短疗程。

牙颌畸形的早期防治，临床上，除了口腔正畸专科医师应承担这一任务外，也是小儿牙科及口腔全科医师应该了解的内容。作为口腔医师，应充分了解早期防治牙颌畸形的重要性，应熟悉早期诊断和简单的防治原理及常用方法。同时，应通过各种宣传渠道向广大的父母和儿童进行宣传，让他们了解预防牙颌畸形的基本知识。通过医生—患者—家长的配合，共同做好儿童口腔的健康保健和牙颌畸形的早期防治工作。

第一节　早期矫治的概念、特点及方法

一、早期矫治的概念

早期矫治是指在儿童早期生长发育阶段，一般指青春生长发育高峰期前及高峰期阶段，对已表现出的牙颌畸形、畸形趋势及可导致牙颌畸形的病因进行的预防、阻断、矫正和导引治疗。早期矫治的概念，理应包括在母体内发育、分娩及出生后的较长一段时期，但一般而言，在乳牙**完成前，牙列尚未成形，儿童尚难合作，主要是观察、预防、护理。因此，临床上真正实施口腔正畸治疗的早期，从牙龄

上看，大多是指对已有错𬌗表现的乳牙列完成期（牙龄ⅡA），约3岁以后开始，直至替牙列早期（牙龄ⅢA）和替牙列后期（牙龄ⅢB、ⅢC），即第二恒磨牙建𬌗前，10～12岁为止。从骨龄看，应为处于骨的生长高峰期前及正处于生长高峰期的儿童。而对第二恒磨牙已建𬌗完成（牙龄ⅣA），已过生长高峰期儿童的正畸治疗，一般不列入早期正畸治疗的范畴，多归属于恒牙列初期常规综合正畸治疗的范围。

儿童期牙颌畸形的临床表现主要涉及牙、颌骨、功能三方面的障碍，其早期防治的目标是：维护和创建口颌系统的正常生长发育环境，阻断造成牙颌畸形的不良干扰，建立有利于正常建𬌗的咬合功能运动环境，改善不良的颌骨生长型关系，以促进儿童颅面和心理健康的成长发育。要达到以上目标则需要：①保持乳牙列的健康、完整和正常功能运动。②保障乳、恒牙的正常替换和建𬌗。③引导上下颌骨的协调发育。④消除一切妨碍牙、颌、面正常生长发育的不良因素。因此，从临床治疗学上，牙颌畸形早期矫治可归纳为以下三方面的内容。

1. 早期预防及预防性矫治

包括母体营养、幼儿健康保健、正常牙弓形态的维持、正常口颌功能刺激的维持及去除可能导致牙颌畸形的因素等。

2. 早期阻断性矫治

对已出现的早期畸形及造成畸形的因素，以及不良习惯等进行矫治器阻断治疗及肌功能调整训练治疗。

3. 早期颌骨生长控制和矫形治疗

通过外力刺激或抑制手段，协调和控制上下颌骨在三维空间（长、宽、高）方面的正常生长发育关系。

二、早期矫治的特点

在儿童生长发育的早期阶段，牙列正处于乳牙列、恒牙列两次建𬌗和乳恒牙列替换变化时期，颅面骨骼正处于快速生长改建期，同时此期也是儿童智力和心理成长上的快速发育期。在这一阶段进行正畸矫治，临床上既有其有利因素，又有其不利因素。

1. 早期矫治的有利及不利因素

有利因素：

（1）早期矫治可充分利用生长发育的潜力，利用细胞代谢活跃、牙周组织及颌骨可塑性大、对矫治力反应好、适应性强等自身优势，在变化活跃的动态中调整，十分有利于畸形的矫正。

（2）早期矫治可降低某些复杂牙颌畸形的治疗难度，改善骨性错𬌗的上下牙弓及颌骨的不调关系，有利于后期的正畸治疗，甚至免除后期的正畸以及正颌外科治疗。

（3）早期矫治选择的矫治方法和矫治器简单，常仅用简易的方法、较短的时间，即可获得良好的疗效。对患者社会活动的影响更小。

（4）早期矫治及时消除了畸形，防止畸形给儿童造成的心理和生理伤害，有益于儿童身心健康成长。

不利因素：

（1）早期矫治时，牙颌关系正处于调整阶段，畸形特征往往未完全表现出来或表现不充分，常难以正确判断哪些情况应及时治疗，哪些情况属暂时性问题应观察暂不矫治，因而易造成误诊或矫治失误。

（2）早期矫治后，儿童仍处于生长发育期，一些骨性畸形或生长型可能会延续到生长发育停止，因此畸形复发的可能性大，矫治期可能延长，很多患儿都需要双期矫治。

（3）早期矫治所涉及的有关生长发育的知识较多，要求医师对这些知识全面掌握和灵活运用。不当的矫治，例如一些矫治器设计、戴用不当，反而可能影响牙萌替、妨碍牙颌生长发育、甚至造成口腔及颜面的医源性损伤。

（4）早期矫治时，主要依靠患儿及家长的配合，由于患儿年龄小，合作性差，疗效常难保证。

2. 早期矫治的临床特点

（1）矫治时机十分重要：错𬌗畸形早期矫治时机的把握非常重要，通常应根据牙龄、骨龄及智龄（合作状态）判断。一般乳牙列的矫治，最好在4岁左右（3.5～5.5岁之间），此时乳牙根已发育完全，且未开始吸收，矫治效果好。如矫治过早，幼儿常不能合作；矫治过晚，乳切牙已开始吸收，加力时乳切牙容易脱落。混合牙列的矫治，如前牙反殆，一般应在恒切牙的牙根基本发育完成时再进行，在8～9岁，如在牙根发育不全时过早矫治或使用的矫治力过大，常影响恒切牙根的发育造成牙根吸收。颌骨畸形的早期矫形治疗，应根据全身骨龄判断，应在生长高峰期前及生长高峰期进行，一般在青春生长高峰期前1～3年，在10～12岁前（男性高峰期约晚于女性2年左右）进行。如治疗过早，因颌骨生长型的原因，矫正后常易复发，需长期观察和维持，从而人为地延长了治疗时间。上颌基骨宽度的扩大，应在腭中缝完全融合前进行，一般不应大于15～17岁，否则牙弓的扩大主要为牙的颊向倾斜。

（2）矫治力应适宜：早期矫治的施力应根据治疗的对象（牙或颌骨）不同而异，通常对牙的矫正应采用柔和的轻力，而对颌骨的矫形应施用重力。

①乳牙及初萌恒牙的移动：应选用轻而柔和的矫治力，特别是移动反殆的乳切牙时，如果对乳切牙施力过大，可造成乳牙根加速吸收过早脱落。此外，施力位置一般应尽量靠近牙颈部，以引导乳牙整体移动。乳牙整体移动可诱导恒牙胚随之同向移动。但如果着力点靠近切缘，冠根反向移动，可能造成乳牙根压迫恒牙胚使之舌向移位，使后继恒前牙萌出拥挤或恒前牙萌出后仍为反殆。

②颌骨的功能矫形治疗：如果系设计功能矫治器，由于所利用的主要是肌能力、咬合力，可通过本体感受器自身反馈调整，对力的设计一般要求不严格，但也要注意在重建咬合中，不能过度移动下颌位置。例如对严重下颌后缩的下颌前导，一般初次不超过1mm，然后分次前导完成治疗。

③颌骨的矫形力口外牵引治疗：应采用较大的力，才能刺激上颌骨缝生长或抑制下颌生长。例如对后缩上颌骨的前牵引治疗一般每侧力值为500 g以上，甚至可达1 500～3 000 g。但如用颏兜抑制过突的下颌骨，矫形力一般每侧300～400 g即可，不超过每侧500 g，因过大的力可导致下颌体向后下旋转，下颌骨变形，下颌角前切迹过深，影响颜面形态或给以后的正颌手术造成困难。

（3）矫治疗程不宜太长：早期矫治选用的矫治装置应简单，在口内戴用的时间不宜过长，一般不超过6～12个月。由于此期牙列萌替及殆形成变化很快，过长时间戴用口内矫治器将妨碍牙殆发育。临床上，早期矫治多选用活动矫治器、功能矫治器或局部固定矫治器，一般不选用复杂的全口固定矫治器。

（4）矫治目标较有限：早期矫治仅是在牙颌面某一生长阶段进行，可能只是整个治疗计划的一部分。由于生长期变化的个体差异及畸形表现的部位、形式不确定，并不是所有的错殆畸形都可以通过早期矫治一次治愈，大多数的患儿常需到替牙后再进行后期常规正畸治疗。因此，早期矫治有些系尝试性的，有限的，故又称有限矫治（limited orthodontics）。对一些具有严重遗传倾向的严重错殆畸形，例如复杂拥挤、重度骨性错殆、深覆殆、深覆盖等诊断一时难以确诊的畸形，难免会出现矫治效果不理想。因此在早期治疗过程中，完全可以调整和重新制定治疗计划或暂停治疗，仅观察。一般而言，判断和评价早期矫治是否成功的标准主要包括：①病因是否得到控制。②牙位置是否已基本正常或有足够的必需间隙，并可持续到牙替换结束。③牙弓形态是否协调，没有咬合障碍及干扰。④原有的颌骨异常是否得到控制和改善，并能保持到生长结束。

三、早期矫治的方法

1. 简单矫治器治疗

（1）不良习惯的阻断：对于一些可造成或已造成错殆畸形的不良习惯，如吮指、吮颊、吮咬唇或咬物、吐舌等，可以通过戴用简单矫治器，如腭刺、腭屏、唇挡、颊屏等改正。

（2）间隙保持及阻萌：对于替牙期的障碍，如乳牙或恒牙早失、恒牙早萌的患儿，为维持正常的牙弓长度及恒牙正常萌出，可通过戴用缺隙保持器、舌腭弓以及阻萌器等简单矫治器维持牙间隙。

（3）牙弓不调的矫正：对于乳牙列及混合牙列期一些影响患儿正常咀嚼功能和颅面正常生长发育，表现为牙位、牙数及牙弓前后、左右和垂直关系不调的错殆畸形，如牙错位、牙间隙、乳前牙反殆、单侧后牙反殆、上牙弓前突、深覆殆、开殆等，可通过设计一些简单活动式矫治器，如上颌殆垫式舌簧矫治器、上颌扩弓矫治器、唇弓斜面矫治器、上颌平面殆板等，以及局部简单粘接托槽的唇、舌弓固定式矫治器改正。

2. 序列拔牙治疗

序列拔牙（serial extraction）是应用于替牙殆期通过拔牙手段矫治严重牙列拥挤的一种传统治疗方法，又称为萌出诱导（guidance of eruption）及殆诱导（guidance of occlusiori）。即通过有序地拔除乳牙，诱导恒牙进入到较好的牙殆关系中，并最后通常拔除 4 个第一恒前磨牙，达到解除拥挤，部分地阻断主要畸形的发生。

（1）适应证

①严重的牙列拥挤：即有遗传倾向、经替牙期间隙分析（如 Moyers 法）有中度以上的牙列拥挤者。

②无恒牙胚缺失：应通过拍摄全颌曲面断层片，证明无恒牙胚先天缺失才能考虑序列拔牙治疗。

③无明显牙颌面关系异常：例如，对于颌骨后缩、前牙槽发育不良及平直面型的患儿不适于序列拔牙，因拔牙后将进一步减少牙萌对颌骨前份特别是牙槽骨的生长刺激，并有可能使面型更差。对双颌前突的患儿，过早拔牙可造成后牙支抗丧失，不利于后期需切牙大量后移的正畸治疗等。

④肌功能基本正常：异常肌功能所致的畸形常不涉及牙量 - 骨量严重不调，多可因功能恢复重建而改善。

（2）序列拔牙法的拔牙顺序

第一期：拔除乳尖牙。在 8 ~ 9 岁，当侧切牙萌出时前牙严重拥挤、错位，则拔除乳尖牙，以让侧切牙利用乳尖牙的间隙调整到正常的位置。

第二期：拔除第一乳磨牙。9 ~ 10 岁时，拔除第一乳磨牙让第一恒前磨牙尽早萌出。

第三期：拔除第一前磨牙。10 岁左右，系列拔牙法的目的是最终减数拔除第一恒前磨牙，让尖牙向远中调整，萌出到第一前磨牙的位置上。目前，也有人主张在拔除第一乳磨牙的同时拔除第一恒前磨牙，认为更有利于牙列的调整。

（3）注意事项

①长期监控：序列拔牙是一种较长期的治疗过程，需要正畸医师历时数年的严密监控，定期复查和患儿的良好合作。一般每半年应摄全颌曲面断层片及取殆模型记录观察，以便对拔牙间隙、拔牙部位、拔牙时机进行正确判断，必要时应及时调整治疗计划，甚至终止采用序列拔牙治疗。

②深覆殆问题：使用序列拔牙法时，在拔牙后的自行调整过程中，拔牙隙邻近的牙可能向缺隙倾斜或遗留间隙，造成前牙舌向移动，牙弓前段缩小。此外，由于尖牙萌出时，牙弓宽度通常还要发育，如果过早拔除了下乳尖牙，可因下牙弓前段缩小而加深前牙深覆殆。因此，也有人主张将采用序列拔牙时间推迟到 10 岁以后，即在下尖牙萌出，颌骨宽度增长后再作间隙分析。此时，如下尖牙萌出完全无间隙，则可拔除下第一乳磨牙，让下第一恒前磨牙提早萌出后再拔除，也可同时拔除下第一乳磨牙及第一恒前磨牙牙胚，让下尖牙萌出于下第一前磨牙的位置上。而上颌由于恒牙萌出的次序是第一前磨牙先于尖牙萌出，如果上尖牙完全无间隙萌出，则及时拔除上颌第一前磨牙，以利于上尖牙萌出于上第一前磨牙的位置上。

③后期矫治：采用序列拔牙法的病例一般不可能完全自行调整得很理想，特别是扭转、错位的牙多不能完全到位。因此，常需在恒牙列期时再进行必要的后期固定矫治器矫治，即对牙位、牙弓形态及咬合关系作进一步精细的调整。

3. 功能矫治器治疗

功能矫治器系一类设计利用肌能力（如肌力及咬合力等）进行牙颌关系调整治疗的矫治装置。矫治器戴入口腔后，通过矫治器上的部件，利用肌的牵张力及咬合力为力源，传递到牙及颌骨，强行改变下颌骨的位置、牵张口周肌及黏膜，或改变咀嚼肌的受力平衡，以达到调整异常的肌动力平衡、改变异常的骨骼生长、阻断不良的唇舌习惯、引导颌面正常生长的目标。功能矫治器多为活动式，大多在夜间戴用（应不少于 12 ~ 14 小时）；也有设计为固定式的，如 Herbst 矫治器等，系全天戴用。通常，全天戴用者效果更佳。

根据矫治作用，功能矫治器可分为以下几点。

（1）消除异常肌张力的矫治器，如前庭盾、唇挡、生物调节器（bio-regulator）等。

（2）矫正错位牙的矫治器，如上颌平面导板、斜面导冠、下切牙联冠式斜面导板等。

（3）导引（促进或抑制）颌骨或牙弓趋于正常发育关系的矫治器，如上颌斜面导板、肌激动器（activator）、功能调节器（FR）、双𬌗板矫治器（twin block）、Herbst 矫治器等。后两种矫治器为全天戴用。

4. 口外矫形力装置治疗

口外矫形力装置系利用口腔外的头、颈、颏为支抗，所设计的一系列通过重力（矫形力）牵引，促进或抑制颌骨生长发育，从而达到矫正由于颌骨关系（前后、左右、上下）不调所致的牙颌面畸形的矫治装置。根据口外力的作用方向和作用部位，常用口外矫形力装置主要有口外前牵引装置和口外后牵引装置两大类。临床上最常用的矫形力装置如下。

（1）抑制上颌发育的矫治器：主要有以枕骨及颈为支抗的面弓（face bow）及 J 形钩（J-hook）等。

（2）促进上颌发育的矫治器：常用为以额、颏为支抗的面具式前牵引矫治器（face mask）等。

（3）抑制下颌发育的矫治器：常用为以枕骨及颈（向后牵引）以及以顶骨（垂直牵引）为支抗的颏兜式矫治器等（chin cap）。

5. 肌功能训练

肌功能不平衡是牙颌畸形的重要病因之一。特别是对一些口周肌松弛，颏肌亢进的儿童患者，早期配合积极的肌功能训练，可矫正一些肌性畸形，改善面容形貌，以及防止矫治后的复发。

（1）唇肌张力不足的训练：一些 7 ~ 8 岁的幼儿，在切牙刚萌出时，因上唇短、肌张力不足而闭口困难，上切牙常略有前突或间隙时，可让患儿作上唇肌肌功能训练。

训练方法：嘱患儿作闭唇练习。闭唇时应是上唇向下拉长与下唇接触，不是下唇向上使下唇与上唇接触而造成颏肌异常收缩。如果患儿不能拉长上唇时，可用示指横放在下唇下方颏唇沟位置压制下唇活动，自身努力移上唇向下，使之与下唇接触，坚持每天反复多次训练，每次训练半小时。

唇肌功能不足的患者还可放一纸片在上下唇之间，用唇将纸含住。也可用弹性线拴一纽扣，将纽扣放置于切牙唇面前庭部，用唇将纽扣含住，进行牵拉训练（图 10-1）；也可采用吹笛、吹喇叭等方法，均可达到训练唇肌的目的。

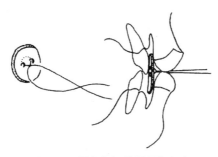

图 10-1　用纽扣训练唇肌的方法

（2）正常下颌位置的训练：出生时下颌位于上颌的远中，随着上下颌骨的差异性生长，下颌逐渐向近中调整到正常位置，当有咬合障碍，如上牙弓前部狭窄、侧切牙舌侧错位等，可妨碍下颌向前调整。此外，有的患儿常习惯于将下颏托靠在手肘部或桌上，将妨碍下颌向前生长，也可使下颌处于轻度远中位。另外，喂养姿势不正确，吮吸时压迫下颌，也可形成下颌后缩畸形。

训练方法：用正确的姿势喂养，保持体位、头位的正确位置。对儿童期下颌后缩、远中𬌗位的患者可训练下颌主动前伸，即嘱患者站立，两手垂放身体两侧，保持头、颈部正确姿势、位置，然后让患者前伸下颌至上下切牙切缘相对或反超𬌗，并保持下颌在前伸位数分钟。反复多次训练可以增强翼外肌及浅层咬肌的张力，使下颌逐渐向前调整（图 10-2）。反之，对于儿童期下颌习惯性前伸的患儿，可嘱其后退下颌至上下前牙切缘对切缘，反复训练。同时可配合矫治器或调𬌗去除𬌗干扰。

（3）正常吞咽的训练：对由于扁桃体或咽喉炎症的慢性疼痛，使患儿在吞咽时，通过舌的习惯性前伸来避免吞咽时的疼痛，所形成的舌刺入症（tongue thrusting），其治疗方法除治愈咽部疾病外，也可辅以舌肌功能训练，建立正常吞咽动作。

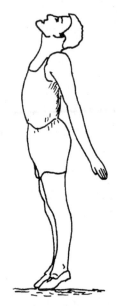

图 10-2　下颌前伸训练

训练方法：嘱患儿在口内含一点水，面对镜子将牙正常咬合，用舌尖抵在上切牙腭乳头处，然后将水吞下。此法可在每餐饭后练习 10 次以上；此外，可用舌尖将无糖薄荷顶在腭盖上，直到薄荷溶化，由于顶着无糖薄荷时所产生的唾液必须咽下，从而养成正常的吞咽。

第二节　早期预防及预防性矫治

预防矫治（preventive orthodontics）系指自胚胎第 6 周（牙板开始发生）至恒牙列（不包括第三磨牙）建𬌗完成前的这段时期，通过定期检查，对影响牙（包括乳牙及恒牙）、牙槽骨、颌骨等正常生长发育变化中的全身及局部不良因素及时发现并去除，或对已有轻微异常趋向者从速纠正，或以各种方法诱导其趋于正常，从而使牙列顺利建𬌗，颌骨协调发育，颜面和谐生长，功能健全形成及儿童心理发育健康。预防矫治包括早期预防和预防性矫治两方面的内容。

一、早期预防

1. 胎儿时期的预防

母体的健康、营养、心理及内外环境对胎儿的早期发育十分重要。在妊娠期的 40 周中，胎儿在母体内一刻不停地完成着各脏器的发育成形。尤其是妊娠初期头 3 个月，稍有差错就会留下相应的畸形，而妊娠后期又是神经系统的重要发育期，故母体的健康是优生和避免畸形的关键。为此，孕期母亲应注意以下问题。

（1）保持良好的心理状态，心情愉快。孕妇的精神活动是最重要的"胎教"。

（2）重视孕期营养，摄入丰富的含糖、蛋白质、脂肪、钙、磷、铁等无机盐类食物和多种人体需要的维生素，以保障胎儿在母体内能正常生长发育。

（3）避免患急性发热性疾病，如流感、疱疹等。妊娠早期，这类病毒感染的疾病，常常会影响胎儿的面、颌部早期生长发育。据报告，母亲在妊娠 3 ~ 4 个月内患风疹其胎儿畸形可高达 15% ~ 20%，可能造成牙发育不全、牙缺损、唇腭裂、小颌畸形、小头畸形、先天性心脏病等。

（4）避免接受过量的放射线照射，避免接触有毒、有害物质及污染的环境。这些都是导致胚胎死亡而流产、致畸，以及胎儿发育迟缓或功能不全的重要诱因。

（5）避免摄入过量的烟、酒、咖啡，避免服用一些化学药物以及吸毒等。这些均可妨碍胎儿在子宫内的正常生长发育，造成一些影响牙及颜面美观和功能的发育畸形。

（6）正常分娩，对保障胎儿颅面健康生长发育十分重要。应加强围生期保健（从妊娠 28 周到产后 7 天为围生期），避免分娩时对颅面的创伤致畸。

2. 婴儿时期的预防

（1）正确的喂养方法：提倡母乳喂养，喂养的姿势为约 45° 的斜卧位或半卧位。正确的喂养位置和足够的喂养时间（每次约半小时），是婴儿正常吮吸活动的保障。因为婴儿正常吸吮时，唇颊肌及口周肌功能收缩运动，可以刺激面颌部的正常生长发育。如果只能采用人工喂养时，则应请妇儿科医师给予指导，最好使用解剖形的扁形奶头使与口唇外形吻合，才不会泄露空气（图 10-3）。此外，奶头孔不宜过大，以使有足够的吮吸功能活动，刺激面颌部的正常生长。不论母乳喂养还是人工喂养，婴儿都不能睡着吮奶，因为长期睡着吮奶，可能使下颌过度前伸、偏斜而形成上下颌骨矢状向及侧向位置不调。

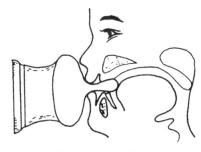

图 10-3　解剖式奶嘴

（2）正确的睡眠位置：婴儿多数时间是在睡眠和床上活动，应经常更换睡眠的体位与头位，以免因长期处于一种体位与头位；使头受压变形而影响面颌的正常生长。

（3）破除不良习惯：婴儿时期常因吮吸活动不足或缺乏与周围亲人的情感交流，而常有口腔不良习惯，如吮拇、吮指、吮咬唇或咬物等。如果发现有口腔不良习惯，应尽早破除，长时间的口腔不良习惯将影响牙及面颌部的正常生长发育。

3. 儿童时期的防治

（1）饮食习惯：儿童时期全身和颅颌面的生长发育很快，应注意补充富含营养和一定硬度的食物，促进和刺激牙颌正常发育。应避免偏食，教育儿童养成良好的饮食习惯。

（2）防治疾病：如有扁桃体过大、鼻炎、鼻窦炎时，应尽早治疗，以维持呼吸道通畅，从而避免口呼吸习惯。长期呼吸功能异常的患儿，常可造成牙颌畸形，因为通畅的鼻呼吸才能促使腭部在发育过程中正常下降；此外，一些影响生长发育的急性或慢性病也应尽早治疗，否则将影响牙及颌骨的发育。例如恒牙釉质的钙化发育期为：第一恒磨牙在出生当时；上下中切牙、下侧切牙及上下尖牙在出生后第 3 ~ 5 个月；上侧切牙在出生后第 2 年初；第一前磨牙在出生后第 3 年左右开始；第二前磨牙在出生后第 4 年左右开始。这些牙的釉质发育不全就记录了其在生命发育期中的全身障碍。因此，出生后患儿全身健康的维护对牙釉质钙化及口颌系统的发育十分重要。

（3）防龋：防龋是口腔预防保健的首要任务。由于乳牙列从 3 岁建𬌗直至 12 岁左右才被恒牙替换完，因此在儿童时期，保持乳牙列的健康完整十分重要。应养成儿童良好的刷牙和口腔卫生习惯，可通过窝沟封闭等避免龋坏的发生。如已发生龋坏，应及时治疗，恢复乳牙冠的正常外形以保持牙弓的长度及正常的咀嚼刺激，才能保障后继恒牙顺利萌出建𬌗。

（4）心理维护：婴幼儿喜欢亲人的拥抱、抚摸、引逗等亲昵活动。通过母乳哺育、母亲的依偎、微笑及照顾，可使其产生愉快和安全感，得到生理上的满足，这种满足有利于小儿的心理发育。反之缺乏亲人爱抚，则会影响其身心及智力发育，表现出胆小、孤独、迟钝等。据报道，疲倦、饥饿、不安全感、身体不适等均可导致幼儿吮指习惯。不良习惯也可对幼儿造成不利的心理刺激，特别是对年龄稍大的儿童，吮指行为及其所形成的牙颌畸形，常引起同学的讥笑和大人的责难，可造成某种程度的心理伤害，对此，家长决不能采取责备、吓唬或打骂的方法。其实，一些年龄较大的患儿常已意识到不应吮

新编口腔医学诊疗精要

唇、吮指等，而且希望不这样做，但做不到，这时家长、老师、医生的正确指导及恰当的治疗才是唯一正确的方法，才能获得良好效果。

二、预防性矫治

预防性矫治包括：维持正常牙弓长度的保隙、助萌、阻萌，维护正常口腔建𬌗环境，去除咬合干扰，矫正异常的唇、舌系带，以及刺激牙颌发育的咀嚼训练等。因为完整的牙列、正常萌替和正常的功能运动，是促进牙颌面正常发育的基础。临床需要进行正畸预防性矫治和处置的情况主要有：乳牙或恒牙早失、乳牙滞留、恒牙萌出异常及系带异常。

1. 乳牙或恒牙早失

（1）病因：常见原因为龋齿、外伤、医生处理不当而过早拔除。

（2）临床表现：常见为以下四种。

下乳尖牙早失：可致下切牙向远中移动，下牙弓前段缩短，使上下牙弓大小不协调，常造成前牙深覆𬌗及牙中线偏移。

乳磨牙早失：第二乳磨牙早失后，第一恒磨牙常前移，以致后继前磨牙萌出位置不足而错位萌出及前方牙拥挤。多数乳磨牙早失，将明显影响咀嚼功能，造成单侧咀嚼和前伸下颌咀嚼习惯，可能造成单侧后牙反𬌗或前牙反𬌗。

恒上切牙早失：恒切牙早失后，破坏了牙弓的完整性，缺隙两侧的牙向缺隙区移动、倾斜，而使上下牙弓的咬合关系紊乱，上牙中线丧失。

第一恒磨牙早失：邻牙向缺隙倾斜、移位，对𬌗磨牙伸长（supereruption），𬌗关系紊乱，影响下颌功能运动，咀嚼功能受障碍（图10-4）。

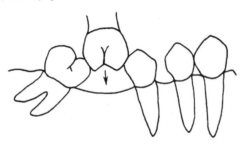

图10-4　6早失，7近中倾斜，5远中倾斜，对𬌗牙伸长

（3）诊断

乳牙早失：主要通过临床检查及X线片，如乳牙提前脱落，X线片显示后继恒牙牙根尚未发育或仅形成不到1/2，牙冠𬌗面有较厚的牙槽骨质覆盖即可诊断为乳牙早失。

恒牙早失：通过临床病史、口腔检查和X线牙片可以确诊。

（4）矫治

①乳牙早失的治疗：为保持牙弓长度，使后继恒牙萌出有足够的位置，临床上常采用缺隙保持器。缺隙保持器的适应证及要求如下。

适应证：①乳牙早失，恒牙胚牙根形成不足1/2，牙冠上覆盖有较厚的骨组织。②间隙已缩小或有缩小趋势。③一侧或双侧多数乳磨牙早失，影响患儿咀嚼功能者。

要求：①能保持牙弓长度。②不妨碍牙及牙槽高度、宽度的发育。③能恢复一定的咀嚼功能。

常用的缺隙保持器

a. 丝圈式固定缺隙保持器（图10-5），常用于个别后牙早失，注意丝圈应离开牙槽嵴1～2 mm，不妨碍牙槽嵴宽度的发育，并与邻牙有良好的接触以保持缺隙的宽度。

b. 固定舌弓（图10-6），常用于下乳尖牙早失，在下颌第一磨牙做带环附固定舌弓，以维持下牙弓长度，在舌弓上焊阻挡丝维持下切牙与第一乳磨牙位置，使之不向缺隙移动。

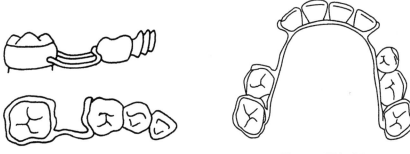

图 10-5　丝圈式固定缺隙保持器　　　　　图 10-6　固定舌弓

　　c. 活动义齿式缺隙保持器（图 10-7），用于多数乳磨牙早失，可用活动义齿式缺隙保持器保持缺隙并恢复一定的后牙咀嚼功能。

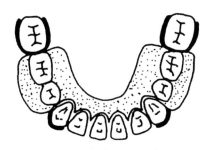

图 10-7　多数乳磨牙早失义齿式缺隙保持器

　　d. 缺隙开大矫治器（图 10-8），磨牙已近中移动，缺隙已缩小的患者可设计活动矫治器推磨牙向远中。也可采用固定矫治器，在增加前段牙弓支抗的条件下，用螺旋弹簧开展间隙，推第一磨牙向远中，或戴唇挡推磨牙向远中（图 10-9）。

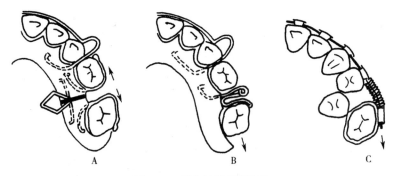

图 10-8　扩大缺隙的矫治器
A. 用分裂簧；B. 用双曲簧；C. 用开大弹簧

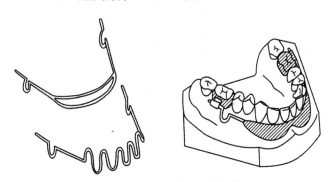

图 10-9　推磨牙向远中的唇挡

　　②恒牙早失的治疗：一般也应酌情考虑是否采用间隙保持器保留间隙，保持缺隙的目的是待以后作义齿修复，即终身需戴义齿。如果判断困难，亦可待牙替换完后再作全面的矫治计划。但正畸临床中，比较常用的是用邻牙前移的替代疗法代替早失牙。常见的有以下几种。

　　上中切牙早失：可将侧切牙移至中切牙的位置上，并保持中切牙宽度的间隙，并先形成暂时冠，待成年后做全冠修复，恢复中切牙的外形。同时还应顺次让尖牙前移并磨改外形以代替侧切牙，继而让第一前磨牙顺次前移代替尖牙，其余后牙均顺次前移，尽量使上下颌牙列建立良好的尖窝关系（图10-10）。

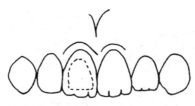

图 10-10　恒中切牙早失，侧切牙甲冠修复成中切牙外形，尖牙牙冠改形成则切牙外形

第一磨牙早失：可酌情让第二磨牙前移代替第一磨牙，矫治过程中应注意防止第二磨牙近中移动时牙冠的近中及舌向倾斜，以及牙冠的近中舌向旋转，同时还应防止对𬌗磨牙伸长形成𬌗干扰（图10-11）。

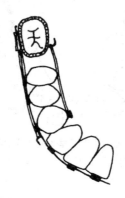

图 10-11　固定矫治器移第二磨牙向近中，关闭第一磨牙间隙

2. 乳牙滞留

（1）病因：多为恒牙胚因外伤、异位、萌出道异常，使乳牙根完全或部分未被吸收而滞留。此外，可因乳磨牙严重龋坏致根尖周感染造成乳牙根粘连而滞留。

（2）诊断：主要通过临床检查评估乳牙是否逾期未脱，恒牙是否易位等。常见为下切牙和上侧切牙舌向萌出，上尖牙阻生、唇向或异位萌出而相应的乳牙未换。如果系乳磨牙粘连者，常可见龋损及充填治疗痕迹，主要通过X线牙片确诊。

（3）矫治：应先摄X线片，在确定有相应恒牙胚存在时，尽早地拔除滞留的乳牙，以便于恒牙萌出调整，有的观察数月后，恒牙常可达到正常位置。例如，恒下切牙舌向萌出，在拔除滞留乳下切牙后，如间隙足够，由于舌的活动，舌向错位的下切牙常能向唇侧移动到正常的位置。但是，上切牙舌向萌出后与下切牙已形成反𬌗关系时，常需要矫正。乳磨牙粘连的患者拔除粘连的乳磨牙后，应密切观察前磨牙的萌出。如果前磨牙牙根已基本形成但又缺乏自行萌出的能力时，应根据患者的牙龄、上下牙列拥挤等情况全面考虑后，再决定是否进行牵引助萌治疗。

3. 恒牙萌出异常

（1）恒牙早萌：在乳恒牙替换期间恒牙过早地萌出，此时恒牙牙根刚开始形成或尚未形成，早萌牙易受外伤或感染而脱落。

①病因：多系乳牙根尖周感染破坏了牙槽骨及恒牙胚的牙囊，使后继恒牙过早萌出。

②诊断：恒牙萌出时间过早时，临床检查可发现早萌牙常有轻度松动，X线片显示恒牙根尚未形成或仅有近颈1/3牙根形成。

③矫治：早萌牙因无牙根或牙根很短易受外伤、感染而脱落。因此应阻止其继续萌出，等待牙根形成后再让其萌出。临床上可用阻萌器阻止早萌牙萌出。阻萌器是在丝圈式缺隙保持器上加焊一根阻萌丝（图10-12）。定期观察牙根发育情况，如牙根已形成1/2以下时，可取下阻萌器计其萌出。

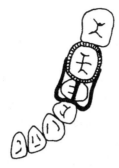

图 10-12　丝圈式阻萌器

（2）恒牙迟萌、阻生及异位萌出：恒牙在应萌出的年龄不萌而对侧同名牙已萌出时为迟萌。多系恒牙胚位置异常、缺乏萌出力或萌出道间隙不足所致。

①病因：常见原因：①乳磨牙早失后第一磨牙近中移位造成间隙不足。②乳磨牙龋坏继发根尖周感染，牙根与牙槽骨粘连，妨碍了后继恒牙的萌出。③多生牙或残根使恒牙萌出道受阻。④囊肿、牙瘤、牙龈纤维组织增生等妨碍了恒牙的萌出。⑤替牙列期上颌尖牙、第二前磨牙萌出较晚，常因牙弓长度不足而阻生及异位萌出。

②诊断：X 线牙片显示未萌恒牙牙根已大部形成，位置异常，阻生在牙槽骨中。萌出道异常的恒牙常压迫邻牙牙根，造成牙根吸收。

③矫治：分析迟萌、阻生原因，尽早拔除迟脱的乳牙、残根、残冠、多生牙，切除囊肿、牙瘤和致密的软硬组织。如恒牙牙根已形成 2/3 以上而萌出力不足时，可用外科手术开窗、导萌（图 10-13），或牵引助萌（图 10-14）其阻生或迟萌的恒牙。对已造成邻牙根吸收者，则应根据个体情况全面考虑及选择拔牙或保存措施。

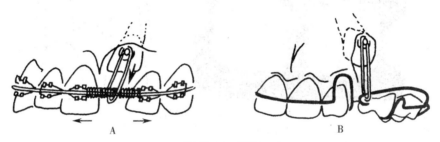

图 10-13　导萌
A. 上颌中切牙导萌；B. 尖牙导萌

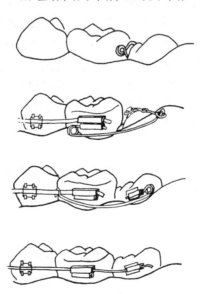

图 10-14　阻生牙牵引

（3）恒牙萌出顺序异常：恒牙萌出的顺序对正常建𬌗影响较大。如上颌第一磨牙在下颌第一磨牙萌出之前萌出，当乳牙列有散在间隙时，上磨牙容易向前移动形成远中殆。上下颌第二磨牙先于尖牙和第二前磨牙萌出时，易前移引起牙弓长度变短，并使尖牙及第二前磨牙萌出时因间隙不足而错位萌出。

①病因：乳牙根吸收异常、乳牙滞留、乳牙根与牙槽骨粘连、乳牙冠的不良充填、恒牙胚的牙囊未被吸收等，均可引起乳恒牙替换时间紊乱。此外，也可能与遗传因素有关。

②诊断：临床检查可以确诊。必要时参考全颌曲面断层片。

③矫治：如第二磨牙先于前磨牙、尖牙萌出，可用第一磨牙前的固定舌弓维持牙弓长度，以便后继尖牙、前磨牙替换后有足够的间隙自行调整、排齐。如上颌第二磨牙已向前移或已形成远中殆，则需设计唇挡等矫治器将上颌第二磨牙推向远中，以便保持磨牙中性殆关系。

4. 系带异常

（1）上唇系带附着异常：出生时唇系带附着于牙槽嵴顶，唇系带中的纤维组织伸入腭侧龈乳突，随着乳牙萌出和牙槽突的生长，唇系带附着的位置逐渐上移，到恒切牙替换后唇系带一般距龈缘4～5 mm。异常的上唇系带可表现为粗大、宽厚而弹力差的纤维带，位于上中切牙之间与腭乳头相连，深嵌入腭中缝（deeply inserted labial frenum in the maxilla）。此时，随唇的功能活动，系带牵拉而妨碍了上中切牙靠拢，从而形成上中切牙间间隙（图10-15）。

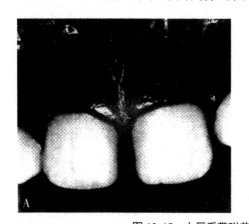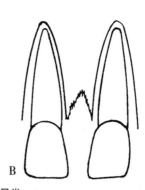

图 10-15　上唇系带附着异常
A. 异常唇系带；B. 上颌中切牙间腭中缝 V 形缺口

①病因：多系遗传因素或先天发育异常所致。

②诊断：临床检查时可见上中切牙间有间隙，其中有粗大的唇系带与腭乳头相连，牵拉上唇时切牙乳头区发白。X线牙片检查时，可见上中切牙间腭中缝处的牙槽嵴较宽并有倒 V 形缺口。应注意与替牙期暂时性中切牙间隙相鉴别，后者 X 线牙片可见主要系侧切牙牙胚压迫中切牙牙根所致。

③矫治：上中切牙间隙常用固定矫治器矫正，用关闭曲簧或托槽间橡胶圈牵引，将左右中切牙向中线靠拢关闭间隙。待间隙关闭后，采用外科手术升高唇系带的附着及切除多余纤维组织，以保持间隙关闭后的效果。如果间隙关闭后没有手术矫正异常的唇系带或手术不当保留了部分纤维组织，由于上唇的功能活动，系带纤维的牵拉常使中切牙间重新出现间隙。而如果过早进行切除手术，由于切牙间瘢痕的形成，反而影响正畸关闭间隙。

（2）舌系带过短：舌系带过短（attached lingual frenum）的患者，由于系带短妨碍了舌正常的功能活动，舌尖代偿性活动增加，姿势位时舌处于低位，在下牙弓舌侧或上下切牙之间，影响发音，易形成吐舌，可导致前牙开殆。

①病因：多系遗传与先天发育异常所致。

②诊断：临床检查时嘱患者上抬舌或医师用口镜协助上抬舌时，可见舌系带附着于舌的较前端，系带短，舌前伸和上抬活动均受障碍（图10-16）。

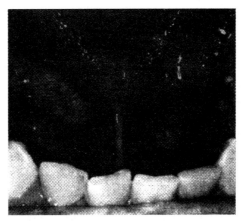
图 10-16 舌系带过短

③矫治：舌系带过短的患者常伴有下牙弓过宽、前牙开𬌗，应在矫治错𬌗的同时，作舌系带矫正手术以增长舌系带，使舌恢复正常的功能活动。

第三节 早期阻断性矫治

阻断性矫治（Interceptive orthodontics）是对乳牙列期及替牙列期因遗传、先天或后天因素所导致的，正在发生或已初步表现出的牙、牙列、咬合关系及骨发育异常等，采用简单的矫治方法进行治疗，或采用矫形的方法引导其正常生长。其目的是阻断畸形发展的过程，使之自行调整，建立正常的牙颌面关系。在正畸治疗中，预防矫治和阻断矫治两者间，只有时间上以及是否已有畸形表现的区别。预防矫治是"防患于未然"阻断矫治则是消除早期的"星星之火"，防其"烽火燎原"。

一、口腔不良习惯的矫治

口腔不良习惯（harmful habits）可因疲倦、饥饿、不安全感、扁桃体肥大、鼻气道阻塞等复杂的生理、心理因素所引起，系一种儿童无意识行为。由于不良习惯可导致口颌系统在生长发育过程中受到异常的压力，破坏了正常肌力、咬合力的平衡、协调，从而造成牙弓、牙槽骨及颌骨发育及形态异常。口腔不良习惯持续的时间越长，错𬌗发生的可能性和严重程度就越大。因此，尽早破除不良的口腔习惯、阻断畸形的发展十分必要。常见的口腔不良习惯有以下几点。

1. 吮咬习惯（sucking and biting）

常发生在婴儿时期，由于吮吸活动不足、过早断奶、无意识动作或缺乏与家人的情感交流，常常在哺乳时间之外或睡眠时吮吸手指、吮颊、吮唇等，多数儿童可随年龄的增大，被其他活动所取代而消失，一般不会产生不良作用。但这种吮咬活动如果持续到 3 岁以后并加重，则应属于口腔的不良习惯。临床上可因吮咬习惯的不同表现，导致不同的错𬌗畸形。

（1）临床表现：常见吮咬习惯有以下五种，可形成不同的错𬌗畸形。

①吮拇指（thumb sucking），由于拇指放在上下前牙之间可造成上切牙前突、下切牙内倾、前牙开𬌗，同时因吮拇时唇颊肌收缩，颊肌的压力增大可使上牙弓缩窄、腭穹高拱、后牙伸长，下颌向下、后旋转。

②吮其他指（finger sucking），与拇指不同，其他手指的放置多将下颌引导向前而使下颌过度前伸，造成对刃𬌗或反𬌗。

③吮咬唇（sucking or biting of lip），如咬上唇，下颌常前伸，上前牙区唇肌张力过大，妨碍了上牙弓前段的发育，易形成前牙反𬌗；如吮咬下唇，常造成上前牙舌侧压力过大而使上前牙前突，同时下切牙唇侧压力过大而使下切牙内倾，妨碍下牙弓前段的发育，下颌后缩，临床上较为常见。

④吮咬颊（cheek sucking and biting），由于吮咬颊部，牙弓颊侧的压力过大，妨碍了牙弓宽度的发育，可使上下牙弓狭窄，或形成后牙开𬌗。

⑤咬物，如咬铅笔（biting of pencils）、咬袖（biting of clothing）、啃指甲（biting of fingernails）等，在咬物的位置上常呈局部小开𬌗。

（2）防治方法：婴儿期吮咬习惯患者，除注意改进喂养方法，国外常采用在口中放入奶嘴形橡皮乳头（这种方法所造成的损害较吮吸习惯小，可持续到儿童自发停止使用为止），也可在吮吸的拇指或示指上涂黄连素等苦味药水，或将手指戴上指套以阻断其习惯（图 10-17A）。儿童期，则应通过讲清道理，调动儿童自身的积极性，自行改正口腔的不良习惯。决不能采用责备和打骂的方法，因为这样做会增加患儿的不安全感和孤独感，不仅达不到效果，反而对患儿的心理健康发育不利。如果不良的吮咬习惯改正十分困难，可做破除不良习惯的矫治器如腭网（图 10-17B）、唇挡丝（图 10-18）、唇挡（图 10-19）、颊屏（图 10-20）等。

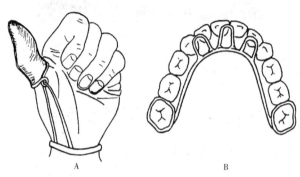

图 10-17　破除吮指习惯常用方法
A．指套；B．腭网矫治器

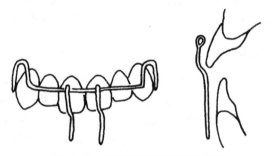

图 10-18　唇挡丝破除咬唇不良习惯

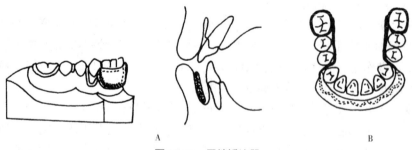

图 10-19　唇挡矫治器
A．活动唇挡；B．固定唇挡

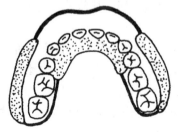

图 10-20　破除吮颊习惯的颊屏

2. 异常吞咽及吐舌习惯

（1）临床表现

①异常吞咽（abnormal swallowing）：婴儿不仅通过吮奶吸取生长必需的营养物质，而且充分的吮吸活动还能刺激口颌系统的发育。婴儿型吞咽（infantile swallow）是乳牙萌出前的吞咽方式，即舌放在上下颌龈垫之间，唇、颊收缩形成唧筒状吸奶并进行吞咽。牙萌出后，正常的吞咽为提下颌肌收缩，使上下颌牙接触、唇闭合、舌背与腭穹接触，舌尖接触硬腭前份上切牙乳头并向上、后推动使食物进入咽部，再到食管。一些保留了婴儿型吞咽的患者，或因慢性咽喉炎刺激而舌位前伸的患儿，吞咽时舌刺入上下前牙之间，并在吞咽时面部表情肌和唇肌活动明显。伸舌吞咽可表现出两种不同的错殆畸形，对于水平生长型的患儿常表现为双牙弓前突，垂直生长型者常表现为前牙开殆。

②吐舌习惯（tongue-thrust）：最常见为患儿常将舌头放在上下前牙之间形成开殆，因此前牙开殆间隙多呈与舌外形一致的楔形间隙。由于舌经常放在上下牙之间，颊肌张力增大，可导致上牙弓缩窄。由于后牙咬合打开使后牙继续萌出常导致下颌向下、向后旋转生长。吐舌习惯的部位也可为牙弓侧方，则表现为相应的侧方开殆。

（2）防治方法：从病因学上，吐舌可以是原发性的或继发性的。治疗方法除教育儿童改正不良吞咽和吐舌习惯，教导患儿正常的吞咽方法外，对有扁桃体过大、慢性扁桃体炎、佝偻病等的继发性患者，应治疗其局部及全身疾病后再作正畸治疗。必要时可做腭刺、腭网或腭屏（图10-21）破除伸舌吞咽和吐舌习惯，同时训练正常的吞咽动作。

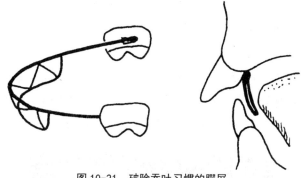

图 10-21 破除吞吐习惯的腭屏

3. 口呼吸习惯（habitual mouth breathing）

即常因慢性鼻炎、鼻窦炎、鼻甲肥大、腭扁桃体或咽扁桃体肥大等鼻咽部疾病，使鼻呼吸道阻塞而长期习惯于部分或全部用口呼吸。

（1）临床表现：这类患者由于长期习惯于张口呼吸使下颌及舌下降，唇肌松弛、开唇露齿、唇外翻、上前牙前突、上牙弓狭窄；由于气道从口腔通过妨碍了硬腭的正常下降，腭穹高拱；由于张口时后牙继续萌出而使下颌向下、向后旋转，形成开殆和长面畸形。

（2）临床诊断：检查时应了解鼻及咽呼吸道是否通畅。最简单的鼻气道检查方法是让患者闭口，作深吸气、呼气，正常时外鼻翼会扩张，即鼻孔的大小及形态随呼吸而变化。若用少许棉花放在鼻孔前，呼吸时可明显见到棉花飘动。此外，也可用一块双面镜平放在患者鼻孔与口裂之间，1~2分钟后观察镜子的口面和鼻面的镜面是否有雾气，以判断是否有口呼吸。

（3）防治方法：首先应治疗慢性或急性鼻呼吸道疾病，必要时切除过大的扁桃体，待鼻呼吸道完全通畅后，再酌情进行矫治；年幼的儿童，畸形尚不严重时，除教育其不用口呼吸外，可用前庭盾改正口呼吸习惯。前庭盾置于口腔前庭部分，双侧延至第一磨牙，前份与前突的上切牙接触，双侧后份离开后牙2~3 mm，以促进切牙压入，后牙弓扩大（图10-22）。

4. 偏侧咀嚼习惯

常因一侧后牙龋坏疼痛或一侧牙为残根、残冠而用单侧咀嚼，长期单侧咀嚼习惯可使下颌的功能侧发育过度、废用侧发育不足，功能侧咀嚼肌、翼内肌发达，废用侧肌张力不足。

（1）临床表现：面颊部左右侧不对称，咬合时下颌偏向一侧，颏点及中线偏斜，甚至形成单侧反殆，磨牙关系可能为一侧中性殆，或一侧远中殆、一侧近中殆，长期单侧咀嚼可形成偏颌畸形。

（2）防治方法：尽早治疗乳牙列的龋齿，拔除残冠、残根，去除殆干扰，修复缺失牙，并嘱患者注意训练用双侧咀嚼。对已形成错殆者，应根据错殆的情况，尽早进行以恢复正常咬合运动轨迹及生理刺激的一般性常规矫治。

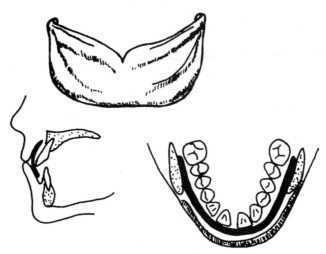

图 10-22　前庭盾

二、牙数目异常的早期治疗

1. 多生牙

牙胚在发育过程中发生异常而形成一个或数个多生牙（supernumerary tooth），其牙冠萌出方向一般向殆方，但在中切牙区有的冠根倒置而冠向鼻底。多生牙的发病率为 0.3% ~ 3.8%，其形态多为圆锥形、钉形，偶尔也与相邻恒牙相似。由于牙弓中存在多生牙，常使正常的恒牙迟萌或错位萌出（图 10-23）。

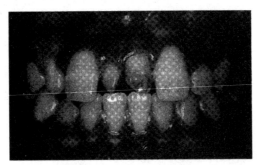

图 10-23　上中切牙间多生牙

（1）病因：多为遗传因素或先天发育异常。

（2）诊断：多生牙多出现于上颌，形状可同正常牙，但更多为畸形牙、过小牙，常伴有邻接恒牙错位、扭转。未萌多生牙常使恒牙分开，牙弓中出现间隙，最常见为埋伏多生牙所致的中切牙间隙，X 线牙片可准确地做出诊断。有时，临床检查在上颌中切牙区仅有一颗已萌多生牙，X 线牙片显示牙槽骨中还有阻生的多生牙。因此临床检查发现有多生牙的儿童，均应摄 X 线牙片或全颌曲面断层片以确诊其系一个或多个多生牙。

（3）矫治：尽早拔除多生牙，观察恒牙自动调整。对严重恒牙错位、扭转、间隙，或已形成反殆且不能自行调整时，可尽早用简单的矫治器矫治恒牙错位。如果阻生牙冠根倒置及位置高、不压迫恒牙牙根、不妨碍恒牙的移动，而且外科手术拔除困难时，可以定期观察暂时不予处理。

2. 先天缺牙（congenitally missing tooth）

是牙胚发育异常所致，临床上可表现为缺一个牙、多个牙和全口缺牙。乳牙列中先天缺牙较少，多见于恒牙列中。其发病率为 2.3% ~ 6.0%。较常发生缺失的牙依次为下颌侧切牙、上颌侧切牙、下颌第二前磨牙、上颌第二前磨牙以及第三磨牙（图 10-24）。多数牙缺失或全口缺牙称为无牙畸形，常伴有外胚叶组织发育异常，如缺少汗腺、毛发、指甲等。

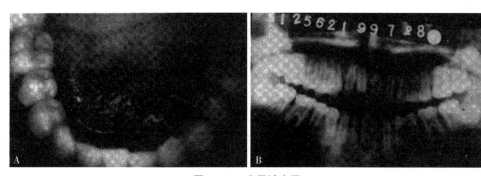

图 10-24 先天缺失牙
A. 缺失一下切牙；B. 曲面断层片显示无2牙胚

（1）病因：多为遗传因素，先天发育异常，外胚叶发育异常患者常有明显的家族遗传史。

（2）诊断：口腔及模型检查有缺失牙，无拔牙史，全颌 X 线片未见其恒牙胚。

（3）矫治：先天缺牙与恒牙早失的处理类似。在替牙列期可以观察其自行调整，待恒牙列期后，再根据错殆情况酌情处理。原则上对个别牙缺失的患者，尽量选用后牙前移的替代疗法，而多数牙缺失的患者只能用义齿修复的方法恢复牙列或咬合，以恢复其咀嚼功能。

三、个别牙错位的早期矫治

个别牙错位可形成咬合障碍，造成牙弓间隙缩小，妨碍牙、牙弓与下颌位置的正常调整，早期矫治个别牙错位并去除殆干扰，可阻断畸形的发展，引导牙、殆、颌、面正常生长。

1. 上中切牙旋转、外翻、错位的矫治

上中切牙萌出后旋转、外翻、错位，常可致侧切牙萌出时近中移动，旋转的上切牙舌侧边缘嵴可妨碍下颌向前调整，也可能使下切牙舌向或唇向错位。当 X 线牙片显示上中切牙根已发育 2/3 以上或基本发育完成时，应尽早矫治扭转或外翻的上中切牙，使之回到牙弓中正确的位置上。

矫治方法：可在上中切牙唇面粘接方丝弓托槽，在局部间隙开拓足够后，用局部或整体 0.012 英寸或 0.014 英寸钛镍丝，或 0.014 英寸不锈钢丝唇弓结扎入托槽的槽沟中，逐渐加力改正上中切牙的旋转（图 10-25），注意局部弓的末端不能刺激口唇及黏膜。同法，也可设计唇弓式活动矫治器，利用牵引力偶改正之。

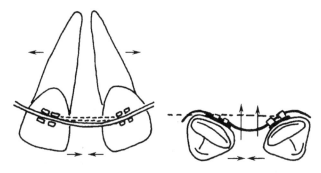

图 10-25 中切牙近中旋转

2. 上中切牙间隙的矫治

替牙列期上中切牙间隙可以是生理性的，即可因待萌的侧切牙的牙胚压迫中切牙牙根所致。随着侧切牙萌出，此间隙可自行关闭。但也可以是病理性的，常系中切牙间多生牙或异常的上唇系带所致，两者均需通过 X 线牙片判断。

矫治方法：可采用在中切牙唇面粘接托槽，并设计局部弓或弹簧关闭间隙。但切不可直接用橡胶圈套入两牙外缘关闭间隙，由于此期两中切牙牙冠远中倾斜多呈楔形，这将导致橡胶圈迅速滑入龈下，而被误认为橡胶圈已脱失，导致其不断向根尖区滑入，造成不可逆的牙槽骨吸收，最后导致中切牙伸长而脱落或不得不拔除。这是一种严重的医源性事故。

3. 第一恒磨牙近中移动的矫治

第一恒磨牙近中移动的原因多系第二乳磨牙因龋坏早脱或第二乳磨牙残根、残冠。此时第一恒磨牙萌出后失去与第二乳磨牙的正常接触关系，而向近中移动占据第二前磨牙的位置。为了让第二前磨牙萌出时有足够的间隙，早期治疗的目标应是将近中移动的第一恒磨牙推向远中以维持间隙并等待第二前磨牙萌出。

矫治方法：①可用活动矫治器附第一恒磨牙近中的分裂簧，或摆式矫治器，推其向远中。②也可在第一恒磨牙带环上焊颊面管用唇挡（白天）及面弓（夜晚）推第一磨牙向远中。③采用固定矫治器，以前段牙弓和对侧牙弓作支抗，用螺旋弹簧推第一恒磨牙向远中。

四、牙列拥挤的早期矫治

乳牙列期牙列拥挤极少见，主要为替牙期牙列拥挤。替牙期牙列拥挤很多系暂时性的，为此，首先应鉴别该拥挤是暂时性的还是永久性的。如为暂时性畸形应进行观察，替牙过程中常可自行调整；如为永久性畸形则应分析其拥挤程度属轻度、中度、重度，再根据情况酌情处理。

替牙殆期暂时性牙列拥挤的鉴别诊断主要采用模型计测分析法，特别是 Moyer 预测分析法。即通过对下颌最先萌出的下颌 4 颗切牙宽度的计测，查表得出尚未萌替出的恒尖牙及恒前磨牙总宽度，从而预估是否有足够的间隙供其萌出，是否会因间隙不足而造成牙列拥挤。如果通过模型分析显示现有牙弓长度等于或大于后继恒牙的牙冠总宽度，则恒牙列不会出现拥挤现象。此时如下切牙牙冠舌侧萌出且拥挤不齐，应属暂时现象，多系乳切牙迟脱所致，下切牙常可随舌压力自行向唇侧及向远中调整排齐，故称为暂时性牙列拥挤，而不必急于矫治。

临床上，如诊断为暂时性拥挤，应定期观察暂不作处理。如果通过模型分析显示现有牙弓长度小于后继恒牙的牙冠总宽度，可诊断为牙列拥挤，一般将其分为轻度、中度、重度，再根据情况酌情处理。

1. 轻度牙列拥挤的矫治

拥挤量不足 4 mm 的轻度牙列拥挤患者，应定期观察（一般每 6 ~ 12 个月复诊），随着恒牙的萌出、颌骨及牙弓的长度与宽度的发育，可能自行生长调整为个别正常殆。但如发现有唇肌、颏肌张力过大，妨碍了牙弓前段发育时，应用唇挡消除异常的肌张力，以便切牙向唇侧自行调整。如果第一前磨牙萌出时间隙不足，可以片切第二乳磨牙牙冠的近中邻面，让第一前磨牙能顺利萌出（图 10-26）。如果第二乳磨牙有龋坏及第一恒磨牙有近中移动倾向，可做固定舌弓维持前段牙弓长度，以阻止第一恒磨牙前移。

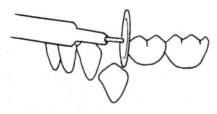

图 10-26　片切第二乳磨牙远中，使间隙不足的第一前磨牙萌出

2. 中度牙列拥挤的矫治

混合牙列期拥挤量为 4 ~ 8 mm 的中度牙列拥挤患者，由于很难预计生长调整变化，一般也不进行早期矫治，除了与上述轻度牙列拥挤相同的间隙监护、片切乳磨牙邻面外，可以定期观察至恒牙列期，再酌情按牙列拥挤矫治法矫治（见牙列拥挤的矫治）。但对一些伴有个别恒牙反殆、阻碍咬合及颌骨发育调整的错位牙，可在此期设计简单矫治器矫正，以保障正常的建殆过程及颌骨位置的生长调整。

3. 严重牙列拥挤的矫治

对拥挤量大于 8 mm 确诊为严重牙列拥挤及有家族史拥挤倾向的患儿，可采用序列拔牙法治疗。但采用该矫治法应十分慎重，因为疗程长达 3 ~ 4 年，患者必须合作，且必须在有丰富临床经验的正畸医师监控下进行。应定期摄全颌曲面断层片，取牙殆模型，观察患儿的牙殆生长发育情况。此外，采用序列拔牙法的病例一般不可能完全调整得很理想，仍常需在恒牙列期再做进一步调整治疗。目前用现代固定矫治器技术对牙列拥挤的矫治并不困难，如果医师经验不足，患者不能坚持定期复诊时，宁可观察，等待恒牙替换完，拥挤程度确定后，再进行矫治。

五、反殆的早期矫治

早期乳牙反殆或个别恒前牙反殆的患儿多为牙性及肌性反殆，如果不进行治疗，其颌骨可因长期生长受障碍而形成Ⅲ类骨性反殆，原表现为凹面的颜面畸形将越来越严重，治疗也越来越困难。因此，反殆患儿应尽早矫治以阻断畸形的发展。

1. 乳前牙反殆的矫治

乳前牙反殆是乳牙列期常见的错殆畸形，应尽早矫治。一般在 3 ~ 5 岁进行。如果矫治的时间太早，患儿难配合治疗；太晚（6 ~ 7 岁），乳恒切牙替换期，乳牙根已吸收给治疗带来困难，则应观察暂不矫治。

矫治方法如下。

（1）反覆殆浅者：可采用调磨法矫治，即调磨下切牙切缘的舌侧部分、上切牙切缘的唇侧部分，使上下前牙解除反殆锁结关系。特别应注意调改未磨耗的乳尖牙，以便下颌闭合运动时无咬合干扰而回到正常的位置。如果反殆系后牙龋坏失牙后习惯性前伸下颌咀嚼所致，则应治疗龋齿，暂时修复后牙区失牙以恢复后牙咀嚼，同时应训练患儿克服前伸下颌的习惯。

（2）反覆殆中度者：可选用上颌殆垫附双曲舌簧的活动式矫治器推上前牙向唇侧，一般采用在下颌后退位制作解剖式殆托，殆垫的高度以脱离前牙反殆的锁结关系为宜，注意双曲舌簧的弹簧平面应与上切牙长轴垂直，用轻微的矫治力则可引导上前牙向唇侧（图 10-27）。当反殆解除后，应及时磨低殆垫以免长期殆垫压低后牙。矫治器通常 7 ~ 10 天复诊加力一次，每次打开舌簧 1 mm，嘱吃饭时必须戴矫治器，反殆解除后，应注意调改上下乳前牙的咬合早接触点，特别是过高的乳尖牙牙尖，一般在 3 ~ 6 个月内完成矫治。

（3）反覆殆深者：可设计下颌联冠式斜面导板或下颌殆垫式联冠斜面导板（图 10-28），斜面与上切牙长轴呈 45° 以引导上切牙向唇侧。如斜面太平，则垂直压入分力过大，不仅压低了切牙，也无引导上切牙向唇侧的力；斜面过陡，上切牙受力过大，不利于上切牙调整（图 10-29）。如果需移动 4 个上乳切牙向唇侧，下颌 6 个前牙联冠支抗不够时，可以将舌侧基托向后牙舌侧延伸至下颌第二乳磨牙舌侧以增加下颌的支抗。由于吃饭时必须戴矫治器，因此下颌联冠式斜面导板不适于上颌切牙参差不齐严重、反覆殆浅以及反覆盖过大不能后退至对刃殆的患儿，否则可因下颌后退有限，致使斜面的舌面压迫舌倾上切牙唇面而造成反殆加重。

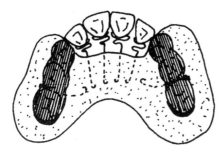

图 10-27 殆垫式活动矫治器

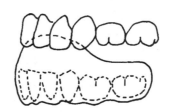

图 10-28 下颌殆垫式联冠斜面导板

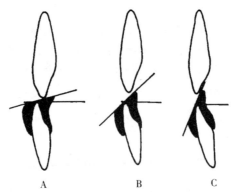

图 10-29　联冠式斜面导板的斜面设计

A. 过平；B. 合适；C. 过陡

（4）反覆盖过大者：多系骨性反𬌗，可根据畸形机制选择矫形治疗。如系下颌过长，可先戴头帽、颏兜抑制下颌骨的生长；如系上颌不足，可用面框前牵引上颌，待反覆盖减小后再视反覆𬌗的深度选择上述口内矫治器进行矫治。

2. 替牙期个别恒切牙反𬌗的矫治

多系乳牙迟脱，恒上切牙舌向错位与下切牙呈反𬌗关系，或下切牙唇向错位与上切牙呈反𬌗关系。矫治方法如下。

（1）上切牙舌向错位所致个别恒牙反𬌗：反覆𬌗浅或上恒切牙正萌长者可用咬撬法。反覆𬌗中度者可用上切牙斜面导冠（图 10-30）或用上颌𬌗垫式活动矫治器。

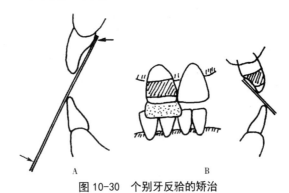

图 10-30　个别牙反𬌗的矫治

A. 压舌板咬撬法；B. 斜面导冠

（2）下切牙唇向错位伴间隙所致恒切牙反𬌗：一般可将矫治器做在下颌，即下颌活动矫治器附后牙𬌗垫以脱离反𬌗切牙的锁结，如同时伴有上切牙舌移者，还可附加导斜面，然后用双曲唇弓内收移唇向错位的下切牙向舌侧，每次复诊通过磨减下切牙区基托舌面及唇弓加力，逐渐关闭间隙并改正反𬌗（图 10-31）。

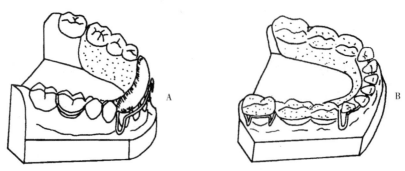

图 10-31　下颌𬌗垫式矫治器矫治反𬌗

A. 加斜面；B. 加𬌗垫

（3）伴拥挤的个别恒前牙反殆：常见为上侧切牙舌向错位呈反殆并前牙拥挤，如果经模型计测分析为牙弓内间隙不足、前牙槽发育不足且前牙不显前突，可采用殆垫式舌簧活动矫治器或简单固定矫治器（如2×4技术），通过向唇侧扩大排齐牙弓解除个别前牙反殆。而对诊断尚难确定的伴拥挤的恒前牙反殆，一般应观察等待至替牙完成后再进行治疗。

3. 后牙反殆的早期矫治

（1）单侧后牙反殆：多系殆干扰而使下颌偏斜向一侧，其原因可能是一侧乳磨牙龋坏而长期单侧咀嚼所致。

矫治方法如下。

①调殆：仔细调改尖牙及乳磨牙咬合的早接触点以便下颌尽早地回到正常的闭合道位置。

②及时治疗后牙区龋齿，改正单侧咀嚼习惯。

③单侧殆垫式活动矫治器，在健侧做殆垫升高咬合，双曲舌簧移舌向错位的后牙向颊侧。特别是上颌第一恒磨牙舌侧萌出后的反殆，应尽早矫正到位，以利于前牙的正常建殆（图10-32）。

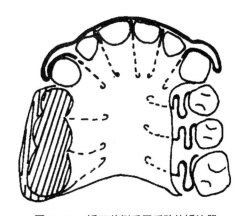

图 10-32 矫正单侧后牙反殆的矫治器

（2）双侧后牙反殆的矫治：乳牙列期双侧后牙反殆比较少见，可因咬合干扰、舌习惯、乳后牙早失、前伸咀嚼、腭裂修复术后上牙弓狭窄所致。

矫治方法如下：

①仔细调殆，去除殆干扰，使之不妨碍下颌功能运动，观察牙弓的调整。

②如果第一恒磨牙萌出后仍为反殆时则应进行矫治。如系上牙弓狭窄，可以扩大上牙弓以改正后牙反殆。可选用以下矫治器：①活动式扩弓矫治器：附双侧上颌后牙平面殆垫，腭侧用分裂弹簧或扩大螺旋以扩大上牙弓，改正后牙反殆（图10-33）。②固定式扩弓矫治器：可采用W形簧或四眼簧扩弓矫治器扩大上牙弓，纠正双侧后牙反殆（图10-34）。

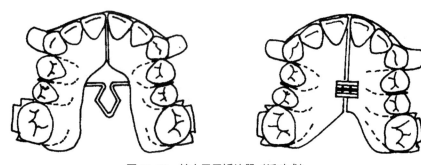

图 10-33 扩大牙弓矫治器（活动式）

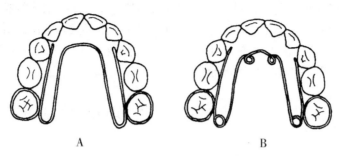

图 10-34　扩大牙弓矫治器（固定式）
A. W形扩弓器；B. 四眼簧扩弓器

六、深覆盖的早期矫治

在乳牙列及混合牙列早期的前牙深覆盖，多数是牙性、功能性的，磨牙多为安氏 II 类殆关系，可表现为上切牙前突、上切牙间隙、上切牙间多生牙、侧切牙舌向错位、上尖牙区狭窄，或下切牙先天缺失，并大多伴有深覆殆、下颌后缩等。问诊及检查时多可发现有吮指、吮下唇习惯、咬合干扰、下切牙先天缺失、下前牙融合牙以及不良的唇位置（即静止及吞咽时下唇常置于上切牙舌面），后者常可致吞咽时吮吸压力的刺激而进一步加重畸形。过度前突的上前牙不仅影响美观、易造成前牙外伤，而且不良的唇习惯及唇齿位可进一步影响正常建殆及上下颌骨的生长发育，因此应当早期矫治。

除上述牙性及功能性前牙深覆盖外，在乳牙列及混合牙列期也存在因颌骨发育畸形所致的骨性前牙深覆盖，即可因上颌前突或发育过度、下颌后缩或发育不足或两者共同引起。其早期诊断较困难，通常需要结合家族史、面型分析、模型测量及头影测量辅助进行判断。这类骨性畸形也可并发有牙错位、咬合干扰及功能异常。因此，对于伴有严重颌骨发育异常的患儿，一般应常规进行牙及功能调整治疗，此外，还应采用早期矫形力导引颌骨的生长。

矫治方法：对于因异常功能刺激及牙位置异常所致的前牙深覆盖，早期矫治的方法主要为阻断病因和咬合诱导调整如下。

1. 破除不良习惯

对患儿除应进行说服教育外，常需辅以破除不良习惯的矫治装置，如在双曲唇弓上焊向下的唇屏丝、戴下唇挡、前庭盾等；同时早期可进行肌功能训练，如上唇肌张力训练，通过矫正异常的肌位、肌力，可为恢复正常的肌功能创造条件。

2. 去除咬合障碍

正中殆位的早接触、殆干扰，如上侧切牙舌侧错位、上切牙畸形舌侧尖，上尖牙牙弓狭窄等，常导致下颌闭合运动时向远中滑动，形成前牙深覆盖。因此早期治疗应注意去除这些干扰因素，通过扩大牙弓、调磨畸形舌侧尖、尽早矫正错位上切牙等改正之。对下切牙融合或先天缺失的，一般应观察至恒牙列初期再决定是保隙还是代偿治疗。

3. 功能矫治器

因咬合障碍及不良唇习惯所致的深覆盖患儿，常表现为上切牙前突、下颌后缩，可设计功能矫治器矫正。最常用的功能矫治器为肌激动器（activator），在其腭基托上可附分裂簧，利用其分裂簧加力及唇弓内收改善上牙弓形态，并通过其侧翼前导下颌达到最终改正前牙深覆盖的目的。此外，前导下颌的功能矫治器可促进髁突生长改建，适于因下颌后缩或下颌发育不良的骨性深覆盖患儿使用。

4. 固定矫治器

对替牙期恒上前牙舌向错位、不齐、前突、间隙的深覆盖患儿，也可考虑采用固定矫治器治疗。一般在已萌的第一恒磨牙上粘颊面管，前牙上粘托槽，采用弓丝上的曲或利用颌内及颌间牵引，排齐上前牙、解除咬合干扰、矫正深覆盖关系并改善颌位。

5. 口外矫形力

对确诊为上颌骨前突或发育过度所致的前牙深覆盖患儿，在进行上述治疗的同时应考虑早期口外矫形力的应用，即以头、枕或颈部作为支抗，使用头帽口外弓向后牵引抑制上颌生长，详见后述。

七、开𬌗的早期矫治

当乳牙或恒牙正在萌出或已经萌出时，因牙－牙槽骨的垂直向萌长及发育受干扰，在正中咬合位时不能与对𬌗牙发生接触而出现𬌗间间隙者，称为开𬌗。开𬌗出现于前牙区，称为前牙开𬌗，出现于后牙区，称为后牙开𬌗。早期开𬌗可分为牙性及骨性两类。在乳牙列期和混合牙列初期，由于牙萌及牙槽发育受障碍而致的牙性开𬌗最常见，常见于有吮拇指习惯、咬物习惯，以及乳磨牙与牙槽骨粘连的患儿，此外，也存在因遗传、先天因素、疾病（如佝偻病）等所致的骨性开𬌗。但后者相对较少，且矫治困难。因此临床上，幼儿期开𬌗早期矫治的对象，主要是针对由于牙－牙槽骨垂直生长受干扰所致的开𬌗畸形。

矫治方法：矫治开始之前，必须根据检查结果，仔细地分析其病因及机制。通常，病因的诊断，如吮拇指、咬物、吐舌习惯等的发现并不困难，但同时应仔细地分析其发病机制，是仅为牙－牙槽高度发育不足，还是由骨骼发育异常造成，以便确定相适的治疗方案。

乳牙列期和混合牙列期之初，观察开𬌗隙的形态和位置常可辅助诊断，如果开𬌗系由于吮拇指及咬物（如咬铅笔杆）习惯所致，常在相应的咬合接触区出现同形局部小开𬌗。而对于有吐舌习惯、舌刺入症的患儿，开𬌗隙则与舌刺入的相应前牙受压区的大小和形态相应，多呈梭形（图10-35）。通常对这类开𬌗畸形只要能早期及时应用舌刺、舌屏、腭网、指套等装置，破除口腔不良习惯，开𬌗畸形一般能得到自行纠正，但至成年后则需常规正畸治疗才能矫正。

口腔不良习惯如果延续过久未得到改正，如吐舌从混合牙列初期到混合牙列晚期，甚至延续到恒牙列期，不但阻止了切牙－牙槽的垂直向生长，而且由于后牙长期脱离咬合接触而又受颊肌压力使后段牙弓缩窄，后牙不断伸长，还可能加重前牙开𬌗。此时的矫治则是既要使受限区切牙伸出移动，又要抑制过度萌出的双侧后牙，常用高𬌗垫式活动矫治器并应注意纠正不良习惯。

在正畸治疗中，并不是所有的错𬌗畸形都可以通过早期阻断矫治得到治愈，阻断矫治对牙颌的矫治是有一定限度的，故又称有限矫治（limited orthodontics）。大多数的患儿都需到替牙后再进行后期常规正畸治疗。此外，对一些具有严重遗传倾向的严重错𬌗，例如复杂拥挤、重度骨性反𬌗、开𬌗、深覆𬌗、深覆盖等诊断一时难以确定的畸形，可观察至替牙结束后再开始治疗。而对一些有明显颌骨发育异常的患儿，可采用颌骨生长控制的方法进行早期功能矫形治疗。

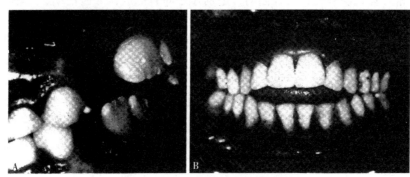

图10-35 口腔不良习惯引起的开𬌗
A. 混合牙列期；B. 恒牙列期

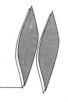

第十一章 常见错殆畸形的矫治

第一节 牙列拥挤与牙列稀疏

一、牙列拥挤

1. 概述

在各种类型的错殆畸形中，牙列拥挤最为常见，60% ~ 70% 的错殆畸形患者中可见到拥挤的存在。牙列拥挤分为单纯拥挤和复杂拥挤。单纯拥挤一般不伴颌骨及牙弓间关系异常，或存在轻度的颌骨及牙弓间关系异常，在这种类型的错殆畸形中，牙列拥挤为最主要的表现。复杂拥挤则除去拥挤的牙齿外，还往往存在颌骨、牙弓间关系不调，甚至影响到患者的面形，此时的牙列拥挤表现为次要临床症状。

2. 牙列拥挤的临床表现及危害

（1）牙列拥挤与错位：因牙量大、骨量小，实际牙弓长度不足以容纳全部牙齿，形成牙列拥挤和排列不齐。表现为唇舌侧移位或倾斜、过低位或阻生、扭转，个别牙反殆、开殆、锁殆、深覆盖等。

（2）牙体、牙周组织损害：因牙齿排列不齐、局部自洁作用差，可见局部牙龈红肿、出血、牙结石。严重时可伴异常牙体组织磨耗，咬合创伤，个别牙牙周袋形成，牙齿松动、牙槽骨吸收等，还容易诱发龋齿，进而导致牙髓炎、尖周炎的发生。

（3）影响面部美观：单纯牙列拥挤对患者的面形影响不大，面部突度及高度均无明显异常。但患者微笑时暴露出不整齐的牙齿，严重影响外观。少数患者过于关注拥挤的牙齿，可产生一定的心理暗示，影响正常社会活动（如下意识抿嘴，控制开口大笑等）。

（4）咀嚼效率低下：由于上下颌牙齿无法建立良好尖窝关系，难以精细研磨食物并与唾液充分混合，往往表现为进食时间长或者简单咀嚼后即完成吞咽动作，影响食物内营养成分的吸收并加重胃肠负担。

（5）颞下颌关节损伤：拥挤牙齿所引起的早接触或殆干扰会影响髁突在关节窝内前后或侧方的顺利滑动，具有潜在的颞下颌关节损伤作用。

3. 牙弓拥挤度与间隙分析

（1）拥挤度：①轻度拥挤（Ⅰ度拥挤）：牙弓拥挤在 2 ~ 4 mm。②中度拥挤（Ⅱ度拥挤）：牙弓拥挤在 4 ~ 8 mm。③重度拥挤（Ⅲ度拥挤）：牙弓拥挤超过 8 mm。

（2）间隙测量：①拥挤度测量：牙列拥挤程度一般通过模型测量来获取，替牙列使用牙片法或 Moyers 预测法，恒牙列则直接由牙弓现有长度与牙弓应有长度之差得出。计算机技术的发展已经使扫描存储的数字化模型成为现实，通过电脑屏幕进行测量分析，将会使模型分析更为准确和便利。②后段牙弓拥挤的测量：常用的牙弓测量分析方法大多针对第一恒磨牙之前的拥挤度，而忽视了第一恒磨牙之后的后段牙弓。后段牙弓常常因间隙不足发生第三磨牙甚至第二磨牙阻生、萌出错位，因此必须重视后段牙弓间隙的测量分析。后段牙弓间隙测量分析在 X 线头颅定位侧位片上进行，沿殆平面测量下颌第一恒磨牙远中至升支前缘的距离，为后段牙弓目前可用间隙。应当注意的是后段牙弓可利用间隙随年龄增大而增大，在女性 14 岁前、男性 16 岁前；每年每侧平均增大 1.5 mm。把这个预测增量值加上目前可用间隙，才是牙弓后段的实际可用间隙。牙弓后段实际可用间隙与牙弓后段的必须间隙（即下颌第二和第三磨牙牙冠宽度之和）之差即为后段牙弓的拥挤度。后段牙弓拥挤常需要拔除后部牙齿，其中最常拔除的是第三磨牙。

（3）间隙分析：单纯拥挤可以不考虑面部突度等其他因素，所需要的间隙等同于拥挤度，但对于某些病例要考虑 Bolton 指数不调的因素。复杂拥挤的间隙分析比较复杂，要考虑多种因素，拥挤度需要的间隙只是总间隙的一个部分。

4. 牙列拥挤矫治原则

牙列拥挤总的矫治原则是应用正畸手段减少牙量和（或）增加骨量，使牙量与骨量趋向协调。

（1）减少牙量：①减小牙齿的近远中径（邻面去釉）。②减少牙齿数量（拔牙）。③改正扭转牙、纠正舌腭向倾斜牙齿。

（2）增加骨量：①扩展牙弓的宽度与长度。②外力促进颌骨及齿槽骨生长。③功能性刺激颌骨及齿槽骨生长（如唇挡、颊屏）。④外科手段促进齿槽骨生长（如骨膜牵张成骨术）等。

二、牙列拥挤的矫治

（一）扩大牙弓

1. 扩展牙弓后界

推磨牙向远中：向远中移动上颌第一恒磨牙，每侧可以得到 3 mm 的间隙；使下磨牙直立，每侧可以得 1 mm 的间隙。临床常遇的情况是推上颌磨牙向远中。

（1）适应证：①轻度牙列拥挤，而且第二恒磨牙未萌或初萌尚未建殆。②磨牙最好呈远中关系。③最好无第三磨牙。

（2）矫治装置

①口外弓：推上颌磨牙向远中的力来源于口外，使用的牵引重量每侧 300 ~ 500 g，每天戴用 10 ~ 12 小时，并且应根据患者的颌面部垂直发育调整牵引力的方向，高角病例采用高位牵引，低角病例用低位颈牵引，下颌平面角适中的病例使用水平牵引。

②口内矫治器：推上颌磨牙向远中的力来源于口内，分可摘式矫治器和固定矫治器。可摘式矫治器多通过 U 形簧、螺旋扩大器等提供矫治力远中移动磨牙。对于腭盖较高的患者，摆式矫治器效果良好。固定矫治器操作中多需要配合口内或口外支抗，螺旋弹簧为常用的施力装置。

③推下颌磨牙装置：远中移动或直立下磨牙有多种装置，例如活动的螺旋基托分离式矫正器，固定矫治器的磨牙后倾曲、螺旋弹簧、下颌唇挡等。这些方法常需配合使用 Ⅱ 类颌间牵引，用以防止可能出现的下切牙唇倾。

④微种植技术：微种植钉的应用避免了传统矫治器患者配合困难（如口外弓）、舒适度差（如活动矫治器）以及不必要的支抗损失（如前牙唇倾）等问题。还可以根据需要调整植入位置，控制垂直向的牙齿移动。最常用术式为第一磨牙近中植入种植钉并配合不同规格滑杆组成加力单位。

2. 扩展牙弓前界

（1）唇向移动切牙：常用固定矫治器，适用于切牙较为舌倾，覆殆较深的病例（如安氏 Ⅱ 类 2 分类），切牙切端唇向移动 1 mm 可以得到 2 mm 间隙，需要长时间保持。

（2）上颌前牵引：使用前方牵引器，刺激上颌骨及上颌齿槽前部的生长，适用于上颌骨发育不足的安氏 Ⅱ 类的患者。

3. 扩展牙弓左右界（扩展牙弓宽度）

（1）矫形扩展：扩展上颌腭中缝，刺激骨缝内新骨沉积。

①适应证：①适于替牙期和恒牙早期患者。②拥挤度在 5 mm 以内的轻度拥挤或轻度深覆盖。③骨性Ⅲ类错𬌗：上颌发育不足进行前方牵引的安氏Ⅲ类错𬌗可以合并使用腭中缝扩展。④下颌角正常或偏小，非高角型病例。

②临床应用：①快速扩展腭中缝：每天将螺旋开大 0.5 ~ 1 mm（每天旋转 2 ~ 4 次，每次 1/4 圈），连续 2-3 周。加力可使腭中缝快速打开，停止加力后保持 3 个月，使新骨在扩开的中缝处沉积。②慢速腭中缝扩展：每周将螺旋打开 1 mm（每周 4 次，每次旋转 1/4 圈），在 2 ~ 3 个月逐渐使腭中缝扩开。去除扩大器时两种方式都要用活动矫治器保持 1 年以上，或者立即采用固定矫治器继续治疗，并维持扩展效果。

无论用哪种方法扩弓，必然产生腭中缝打开的效应和牙齿颊向倾斜效应，正畸医生当然需要前一种效应多而后一种效应少。这与患者的年龄和所采用的方法有关，年龄小采用快速扩弓骨效应更多一些，但快速扩弓只适于腭中缝没有关闭的病例。

（2）正畸扩展：利用正畸力在两侧后牙产生效应，使之向颊侧倾斜移动而导致牙弓宽度扩大。每侧可得 1 ~ 2 mm 的间隙。正畸扩展虽然没有中缝效应，但后牙的颊向移动可能在某种程度上刺激该区域牙槽骨的生长，同时生长发育也可能参与其中，因此正畸扩展的长期效果比较稳定。

（3）功能性扩展：自然状态下牙弓外面的唇颊肌及其内面的舌体组织对于牙槽弓作用于牙弓处于一种平衡状态。功能调节器（FR）由于其颊屏去除了颊肌对牙弓的压力，在舌体的作用下牙弓的宽度得以开展，牙弓宽度增加可达 4 mm。唇挡、颊屏等对移行皱襞黏膜的牵张也可以刺激牙槽骨的生长。但这种矫治器在快速生长期以后也完全停止了作用。

（二）拔牙矫治

1. 适应证

（1）严重拥挤。

（2）中度以上拥挤伴有牙弓前突者。

（3）中度以上拥挤伴上切牙中线相对于面部明显偏斜者。

（4）中度拥挤、磨牙关系需要纠正者。

（5）中度拥挤、伴前牙𬌗者。

2. 决定正畸拔牙的因素在决定拔牙方案时，需要考虑下列因素。

（1）牙齿拥挤度。

（2）牙弓突度：使前突的切牙向后直立、恢复到正常位置需要牙弓间隙。切牙切缘每向舌侧移动 1 mm，需要有 2 mm 的牙弓间隙。切牙越前突，需拔牙的可能性越大。

（3）Spee 曲线曲度：每整平 1 mm Spee 曲线，需要 1 mm 的牙弓间隙。

（4）支抗磨牙的前移程度：采用强支抗时，磨牙前移占去的间隙不超过拔牙间隙的 1/4；使用中度支抗时为 1/4 ~ 1/2；弱支抗时至少为 1/2。正畸医生应根据前牙内收程度、牙列拥挤度及磨牙关系调整等情况，在矫治前对支抗磨牙前移量进行预测，在矫治中对支抗磨牙前移量做严格的调控。对高角病例更应引起足够的重视。

（5）颌面部骨骼结构：上下颌骨的形态大小、相互关系及其与齿槽间的协调关系等也是需要考虑的重要因素。

（6）面部软组织侧貌：是否拔牙对面部软组织侧貌影响也要慎重考虑，比较常用者有 2 个测量指标：①上下唇至审美平面距离：审美平面为鼻尖与软组织颏前点连线构成。②鼻唇角：鼻小柱点、鼻下点与上唇突点所形成的角。

（7）生长发育：是否拔牙要参考对颌面生长进行分析预测的因素。生长快速期之前 1 ~ 2 年，是对存在颌间关系不调的Ⅱ类、Ⅲ类患者进行生长调控的最佳时机。此阶段中多采用矫形矫治器、功能矫治器，较少考虑拔牙和不拔牙问题。恒牙早期生长快速期大多已开始或接近完成，此时颌间关系不调的患者，多数需要通过拔牙后牙齿的移动达到掩饰骨量不调的目的。然而有的恒牙早期病例，特别是男性儿童，其生长快速期可能出现较晚，或者虽已进快速期，但仍保持较长的生长时间或较强的生长潜力。对这样的患者，在制订治疗计划时应考虑到是否控制颅面生长及其时机并进行生长评估。拔牙矫治因而要慎重一些、推迟一些。

3. 制订拔牙方案的注意事项

（1）尽可能拔除对口腔功能影响小且能简化矫治程序的牙齿。

（2）可拔可不拔时尽量不拔牙，可先治疗 3 ~ 6 个月再决定。

（3）尽可能拔除病牙：仔细检查是否存在埋伏牙、多生牙、先天缺失牙、短根及弯根牙、严重龋病牙等，尽可能拔除存在问题的牙齿。

（4）考虑上下牙弓的协调性，适当补偿拔牙，即一个牙弓拔牙后，另一个牙弓也需要拔牙，使上下牙弓保持协调一致，从而获得良好的咬合关系。但对于 Bolton 指数严重不调的病例，可根据具体情况设计合适的拔牙方案。

（5）单侧拔牙往往使上颌中线偏向一侧，对面形美观有较明显的影响，因此上颌单侧拔牙应格外慎重。下颌由于 4 个切牙大小相近，拔除一个切牙时对牙弓的对称性和面形影响较小。

（6）拔牙方案要与患者充分沟通，并取得患者的认可。

4. 常规拔牙模式

（1）4 个第一双尖牙：临床上最常用的拔牙模式，可为前牙拥挤、前突提供最大限度的可利用间隙。常用于安氏 I 类拥挤、双牙弓前突患者，也可用于伴有下前牙拥挤或前突的安氏 II 类 1 分类和伴有上前牙拥挤的安氏 III 类错殆患者。

（2）上颌第一、下颌第二双尖牙：适用于安氏 II 类 1 分类患者，有利于前牙深覆盖与远中磨牙关系的矫正。此种拔牙模式与减数 4 个第一双尖牙相比，更适于年龄偏大、下颌生长潜力较小、下前牙排列位置基本正常和下颌平面角较大的患者。

（3）上颌第二、下颌第一双尖牙：恒牙早期骨性 III 类错殆的矫治常采用这种拔牙模式。与减数 4 个第一双尖牙相比，对上前牙拥挤不明显，下颌平面角较大的患者有利于前牙反殆与近中磨牙关系的矫正。

（4）4 个第二双尖牙：牙列拥挤或牙弓前突较轻的安氏 I 类边缘病例，特别是伴有下颌平面角较大，前牙开殆或有开殆倾向；或者第二双尖牙完全舌向或颊向错位；或者牙齿发育异常，如畸形中央尖等。

（5）上颌第一双尖牙：安氏 II 类 1 分类年龄较大患者，拔除 2 个上颌第一双尖牙，矫正前牙深覆盖、改善牙弓突度，磨牙关系完全远中。

（6）下切牙：安氏 III 类错殆，有时拔除 1 颗下中切牙，以建立前牙覆盖关系，并保持稳定。单纯下前牙拥挤、特别是 1 颗切牙完全在牙列之外时，拔除错位的切牙，可得到快速稳定的结果。拔除 1 颗下切牙对某些 Bolton 前牙比例的不调的病例，能建立较好的前牙覆盖关系并保持稳定。有的安氏 II 类 1 分类病例，覆盖较大而下牙弓间隙分析介于可拔可不拔时，可以上颌减数 2 个双尖牙，下颌减数 1 个切牙。

（三）邻面去釉

1. 适应证邻面去釉需严格掌握适应证。

（1）轻中度牙弓间隙不足，特别是不宜拔牙的低角病例。

（2）牙齿较大，或上下牙弓牙齿大小比例失调。

（3）口腔健康好，牙少有龋坏。

（4）成年患者。

2. 治疗程序邻面去釉质需遵循正确的程序并规范临床操作。

（1）固定矫治器排齐牙齿，使牙齿之间接触点关系正确。

（2）根据拥挤（或前突）的程度确定去釉的牙数，去釉的顺序从后向前。

（3）使用粗分牙铜丝或开大型螺旋弹簧，使牙齿的接触点分开，便于去釉操作。最先分开的牙齿多为第一恒磨牙和第二前磨牙。

（4）使用弯机头，用细钻去除邻面 0.2 ~ 0.3 mm 釉质，再进行外形修整。同时对两颗牙齿的相邻面去釉。操作时在龈乳头上方颊舌向置直径 0.51 mm 的钢丝，保护牙龈和颊、舌组织。去釉面砂条抛光后涂氟。

（5）在弓丝上移动螺旋弹簧，将近中牙齿向去釉获得的间隙移动。复诊时近中牙齿的近中接触点被分开，重复去釉操作。

（6）随着去釉的进行，牙齿逐渐后移，并与支抗牙结扎为一体。整个过程中不用拆除弓丝，当获得足够的间隙后前牙能够排齐。

（7）整个治疗时间 6 ～ 12 个月。

三、反𬌗伴牙列拥挤临床治疗

（一）矫治原则与策略

1. 先纠正反𬌗，再解决牙列拥挤。经常看到有的医师一看牙列拥挤比较严重就先拔除一些牙齿，等待反𬌗解除之后，牙列中又出现拔牙间隙，关闭起来比较困难。因此通过骨矫形移动骨骼或移动牙齿，解决了反𬌗之后，再重新评估拥挤程度，结合面型与骨骼状态决定拔牙与否和拔牙的模式。

2. 决定拔牙前综合考虑

（1）侧貌外型：如果患者面型尚佳，预计拔牙后对面型不会造成不良影响。拔牙矫治的设计仅从拥挤程度和牙槽骨发育状态来决定即可。如果患者上颌有发育不良的表现，或面中 1/3 较凹陷，上颌拔牙就要十分谨慎，原则上保存所有牙齿，如果不得已必须拔牙的话，也应选择牙列靠后的牙位，这样对面型影响较小。过度下颌前突者，可依据下颌前突的程度考虑拔 1 颗切牙或拔除 2 颗前磨牙的做法，前提是拔牙内收后不要使下颌切牙舌倾过多。

（2）骨骼发育状况：Ⅲ类错𬌗特征之一就是上颌骨发育不良，而下颌骨发育过度。上颌由于骨骼发育不良，牙齿都有一定的唇倾来代偿，如果存在中等以上的拥挤，在没有良好骨骼的情况下强行排齐牙列是非常危险的：一是加重牙齿的唇倾；二是超限矫治牙齿将会移至牙槽骨外侧；三是术后不稳定而导致复发。对于发育过度的下颌骨而言，如存在轻度拥挤。可通过一定的唇展可解决了拥挤，但是同时又加重了牙列不协调的程度，给上颌矫治增加了难度。因此遇到下颌有拥挤时，要考虑到上颌情况。有时采取的拔牙矫治，对抑制下颌发育，内收下前牙，缩小下牙弓，对上颌矫治有利。

（3）牙列拥挤程度：上颌、下颌程度拥挤可在扩大牙弓或一定程度的唇展或部分牙齿邻面去釉来解决，但对于中度以上的拥挤，拔牙矫治的选择是明智的。

（4）后牙咬合关系：当上下颌均拔除两颗牙的情况下，磨牙关系应调整到中性咬合关系，如果仅上颌拔牙、下颌不拔牙时，磨牙应调整为完全的Ⅱ类咬合关系即上颌的第一磨牙近中颊尖咬至下颌第二前磨牙与第一磨牙之间；如果上颌不拔牙，仅仅下颌拔两颗前磨牙，则磨牙关系应调至完全Ⅲ类咬合关系；即上颌第二前磨牙的颊尖咬合在下颌第一磨牙的近中颊沟处。如果是成年人反𬌗，后牙的磨牙关系为轻度近中关系且前牙为对刃咬合的情况下，下颌可代偿性拔除一颗切牙，这时虽然下颌牙到中线无法与上颌牙列中线对齐。但通过内收下前牙，缩小下牙弓而建立比较理想的覆𬌗、覆盖关系还是可取的。

3. 确定非拔牙矫治时应考虑以下因素

（1）磨牙关系能否建立理想的中性关系：如果磨牙关系能建立理想的中性关系，那么上下牙列的咬合关系，前牙的覆𬌗、覆盖关系就能获得满意的结果，如果磨牙是近中关系或远中关系，则很难建立稳定的咬合关系和标准的前牙覆𬌗、覆盖关系，

（2）骨骼状况评估牙槽骨，颌骨处于什么位置，能否接受扩大的牙弓关系尤其是上颌牙齿的排齐和唇展应建立在牙槽嵴顶上，而不是位于其外侧边缘，否则应视为"超限矫治"，复发是不可避免的；牙根暴露，牙龈退缩时常发生，甚至可导致牙齿脱落。

（二）反𬌗伴拥挤仅上颌拔除 2 颗牙矫治

1. 适应证

（1）上颌拔牙不影响面型。

（2）前磨牙区的埋伏阻生牙。

（3）磨牙关系已大致为Ⅱ类咬合关系。

（4）下颌无明显拥挤和明显前突。

2. 矫治注意事项

（1）磨牙关系建立完全Ⅱ类咬合关系，但尖牙关系为中性关系。

（2）下颌前牙应适当邻面去釉，解除拥挤并使其直立。

（3）前牙咬合的建立不应有创伤咬合存在。

（4）对好上下牙列尖窝关系。

（三）反𬌗伴拥挤仅下颌拔除 2 颗牙矫治

1. 适应证

（1）上颌轻度拥挤，可通过唇展排齐。

（2）下颌前牙已明显拥挤（中度以上）。

（3）磨牙关系基本为Ⅲ类咬合关系。

（4）下切牙无明显舌倾现象。

2. 矫治注意事项

（1）磨牙建立完全Ⅲ类关系（上颌第二前磨牙牙尖咬合到下颌第一磨牙近颊沟），但尖牙关系为中性咬合关系。

（2）下颌第三磨牙择期拔除。

（3）为防止内收下颌切牙舌倾，建议用方丝控根使用轻力内收下切牙的方式进行、

（4）还应注意舌体的大小，舌体过大不能选择缩小牙弓的任何方式，包括拔牙内收。

（四）反𬌗伴拥挤上下颌拔除 4 颗牙矫治

1. 适应证

（1）上下牙列均有明显的拥挤。

（2）通过上下拔牙，既可调整磨牙关系达标准的中性又可使前牙反𬌗纠正并建立正常覆𬌗覆盖关系。

（3）上下颌骨发育大体正常，拔除上下牙齿，对面型不产生不利影响者。

（4）拔牙模式一般是上五下四的模式。

（5）上颌发育不良但已经过一期骨矫形治疗，骨骼改善明显的患者。

2. 矫治注意事项

（1）磨牙、尖牙均建立标准的中性关系。

（2）通过拔牙矫治前牙建立理想的覆𬌗、覆盖关系。

（3）矫治结束后应是上下牙列咬合良好，关系对位准确。

（4）上下颌的第三磨牙择期拔除。

四、牙列稀疏

1. 牙列稀疏的病因、类型与临床表现

（1）牙体形态过小，颌骨形态正常：因个别牙过小，如上颌左右侧切牙过小牙时，可造成局部稀疏，如多数牙过小时，则表现为全牙列稀疏。

（2）先天性缺牙，颌骨形态正常：先天性缺牙时，除缺牙区存在间隙外，由于邻牙向缺牙处移位、倾斜等，造成邻近区牙列稀疏。

（3）牙体形态正常，颌骨过大这主要是颌骨生长发育造成的，常表现为全牙列稀疏。

（4）口腔不良习惯吮指、吐舌等不良习惯可造成局部的牙列稀疏。

（5）拔牙后未及时修复牙齿：因龋齿、牙周病、外伤等原因拔除后，如不及时修复，则会出现对颌牙伸长和邻牙移位，产生牙弓间隙和咬合干扰。牙列稀疏除影响美观（前牙区稀疏）外，还易于造成食物嵌塞，损伤牙周组织，引起牙周疾患。

2. 牙列稀疏的矫治

主要通过关闭间隙、集中间隙进行修复两种方法进行。

（1）关闭间隙适于不良习惯矫正后的关闭间隙，自然状态下，牙弓在舌和唇、颊肌力的作用下达到

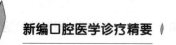

一种平衡的状态，强行关闭间隙会使舌体容纳的空间变小，舌肌力增大，因而难以取得稳定的效果使牙列稀疏复发。这种情况下建议使用集中间隙进行修复的方法矫治。

（2）集中间隙进行修复：事先要设计好修复牙的方案，确定修复牙齿的部位、牙数以及便捷的修复方式。矫治的过程中合理运用"推"和"拉"的方式，避免缩小和扩大牙弓。

第二节 混合牙列Ⅲ类错𬌗的矫治

一、混合牙列期牙性反𬌗临床矫治

临床上如遇反𬌗，仅属于牙性问题，或者骨性因素很小时，这时可按牙性反𬌗进行治疗。何谓牙性反𬌗，即前牙单个牙或多数牙呈反面型，大体正常，头影测量数据显示：SNA、SNB 值在正常值范围。

1. 活动𬌗垫式矫治器

常规制作活动矫治器在反𬌗牙的舌侧设计双曲簧或三曲簧，活动矫治器上附有𬌗垫，一方面可增加固位效果，另外还可以解除𬌗干扰。卡环可选择箭头卡或单臂卡。前牙反𬌗一旦纠正即可停止治疗，不可拘泥于小的方面，只要大的问题解决即可告一段落。活动矫治器不宜长期戴用，以免影响牙齿替换和颌骨的正常发育。

2. 2x4 技术

有此患者需要先做上颌前方牵引，在此基础上，上颌前牙还需一定的唇展。可在下颌制作𬌗垫，旨在解除𬌗干扰，有利于上颌向前发育，有利于上颌前牙的唇移。在上颌可在第一恒磨牙上制作固位带环，或在第二乳磨牙上制作固位带环，在反𬌗的前牙上粘贴托槽，用 0.016in×0.016in 的方丝弯多用弓，在磨牙带环的近中设计停止曲，以便加力移动前牙向前。随着反𬌗的纠正，可逐步降低𬌗垫，直至全部去除，反𬌗矫治结束。

3. 上颌前牙区多 loop 弓丝

同样可在下颌设计𬌗垫，意在解除𬌗干扰，有利于反𬌗的快速纠正，上颌用 0.45 mm 的不锈钢网丝，磨牙前设计 Stop 曲，前牙从尖牙至尖牙；根据需要设计 5～7 个 loop 曲，加力时多个 loop 曲可适当加大，可延长弓丝的长度，从而带动前牙向前，使前牙反𬌗得以顺利纠正。

二、混合牙列期骨性反𬌗临床矫治

1. 扩弓＋前方牵引疗效好

上颌扩弓矫治器是一个强大的上颌支抗，它能保证足够大的矫形力。另外，扩大牙弓使上颌骨与周围骨组织的骨缝得到松解，有利于颌骨矢状方向移动。并能有效地促进上颌骨的生长，同时抑制下颌的生长。故此类矫治装置作用于混合牙列早期Ⅲ类错𬌗的儿童，会达到许多预期的疗效，将Ⅲ类咬合关系矫正为Ⅰ类咬合关系，使Ⅲ类骨面型转变为Ⅰ类骨面型，纠正前牙反𬌗，建立正常的前牙覆𬌗、覆盖关系，有利于儿童的颌面部生长发育和身心健康。

2. 活动𬌗垫前牵矫治器

活动式矫治器包含上颌牙列，设计𬌗垫有利于消除𬌗干扰，这样使上颌变成为一个整体。混合牙列期是儿童生长发育高峰期，在外力作用下，上颌可持续向前移动。当然，前牵器上有颏兜，间接的作用致颏部可抑制下颌的生长发育。

3. 早期颏兜治疗

对Ⅲ类错𬌗最古老的矫形治疗是采用颏兜。这种矫治器分为两类：适用于下颌前突的枕部牵引式颏兜和适用于下颌平面角过陡、下前面高较长患者的垂直牵引式颏兜。两者均为通过改变下颌的生长方向和下颌向后重新定位，抑制下颌的生长方向和下颌的改建作用来达到矫治目的。颏兜治疗疗效与年龄有着密切的关系。

第三节　双颌前突的矫治

一、概述

双颌前突（bimaxillary protrusion）是正畸临床上较常见的矢状向错拾畸形。按照字而理解，双颌前突是指上下颌骨同时前突，但临床上更常见的情况是单纯双牙弓前突（bimaxillary dentoalveolar protrusion），或双牙弓前突伴上下颌骨位置异常，磨牙关系均为中性，前牙覆拾覆盖基本正常，侧面型凸。我们通常将以上两种情况笼统地称为双颌前突。

二、病因

双颌前突的发生机制为上下牙弓或颌骨过大或位置靠前，但上下牙弓矢状向关系协调，属于安氏Ⅰ类错拾畸形、骨性Ⅰ类或Ⅱ类错拾畸形。临床表现为上下牙弓前突，上下唇前突或外翻，开唇露齿或露龈笑，颏部小或不明显，磨牙关系中性，前牙覆拾覆盖基本正常，侧面型凸。双颌前突受遗传和环境两方面因素的影响。

1. 遗传因素

双颌前突有明显的种族和家族倾向。研究表明，黑人和黄种人中双颌前突者的比例最高，南欧白种人及中东地区的人群中该类患者比例较低，北欧白种人中双颌前突者的比例最低。我国南方人双颌前突比例较北方人高。另外，相当比例的双颌前突患者一至三代的有血缘关系的亲属中有类似的畸形仔在。临床上除了询问患者病史外，还应仔细分析亲属特别是父母的牙颌面形态特征，为临床诊断和设计提供有价值的家族资料。少数患者因遗传性上唇短缩，舌体肥大、牙体过大等，亦可表现为双颌前突。

2. 环境因素

鼻咽部阻塞性疾病如慢性鼻炎、腺样体肥大等影响气道通畅，逐渐形成口呼吸习惯，一些原本可能为轻度安氏Ⅲ类错拾的患者表现为双颌前突，但更多为上牙弓狭窄、前突、安氏Ⅱ类错拾畸形。一些口腔不良习惯如舔牙、乐器使用不当或全身疾病引起的舌体肥大等因素也可能使上下切牙前倾，表现为双颌前突。上下乳磨牙早失导致恒磨牙前移，也可造成上下牙弓前突或拥挤。另外，正畸医师针对中度或重度拥挤病例，因治疗计划制订或治疗措施不当，如勉强采用扩弓治疗，亦可能导致上下牙弓前突、面部侧貌恶化，所谓医源性双颌前突。

三、分类

按双颌前突发生的机制可分为单纯双牙弓前突和复杂双颌前突两类。

1. 单纯双牙弓前突

由于口腔不良习惯、替牙障碍、正畸治疗不当等原因，导致上下切牙或牙弓明显前倾，上下唇过突且闭合不全，侧面型凸，但上下颌骨位置及矢状向关系正常，磨牙关系中性，前牙覆拾覆盖基本正常。矫治该类畸形较容易，预后良好。

2. 复杂双颌前突

由于遗传等因素导致上下牙弓及颌骨矢状向生长发育过度，表现为上下颌骨及牙弓前突，上下切牙唇倾或直立，上下唇闭合不全，侧面型明显凸，上下颌骨矢状向关系正常或轻度Ⅱ类关系，磨牙关系中性，前牙覆拾覆盖基本正常。矫治难度较大。

四、诊断及鉴别诊断

无论是单纯性还是复杂类双颌前突，其共同特征是上下牙弓矢状向关系协调，磨牙关系中性，侧面型较凸。由于发生机制、治疗方法及难易程度不同，对两者的鉴别诊断具有重要的临床意义。主要手段包括临床检查、模型分析及 X 线头影测量。X 线头影测量参数主要涉及：SNA 角、SNB 角、ANB 角、SN–MP 角、FH–MP 角、U1–SN 角、L1–MP 角、U1–L1 角、U1–NP 凸距、L1–NP 凸距、H 角、UL–E 线距、LL-E 线距。也可以在临床上通过面部直接测量以评价上下唇突度，即分别测量上下唇最凸点至经过上下唇最凹点（软组织 A、B 点）的垂直平面的距离。

1. 单纯双牙弓前突

代表上下颌骨矢状向位置及相互关系的 SNA 角、SNB 角、ANB 角基本正常，代表上下切牙倾斜度或突度的 U1-SN 角、L1-MP 角、U1-NP 凸距、L1-NP 凸距、H 角大于正常，上下唇突度（UL-E 线距、LL-E 线距）亦大于正常，而上下切牙角（U1-L1 角）较小。颏部轮廓清晰，但相对上下唇突度显后缩。

2. 复杂双颌前突

ANB 角正常，SNA 角及 SNB 角大于正常，且上下切牙倾斜度（U1-SN 角、L1-MP 角）正常或大于正常，U1-NP 凸距、L1-NP 凸距、H 角、UL-E 线距、LL-E 线距大于正常，上下切牙角（U1-L1 角）较小。

需要指出的是，X 线头影测量不能完全代替临床检查来判断复杂的唇-齿矢状向关系。切牙的突度可通过唇的形态观察得以进一步验证。当临床检查发现，唇前突、外翻且唇闭合不全（lip incompetence）达 3 ~ 4 mm 时，提示上下切牙过于前突。

双颌前突除了具备以上典型特征外，往往伴随有上下牙列拥挤、牙弓颌骨宽度及高度的不调，这些表现都应充分检查，综合分析、判断，并制订出正确的治疗方案。

五、矫治

在制订矫治计划时，应根据各方面检查收集到的资料全面分析双颌前突患者牙颌面畸形发生的机制、难易程度，并预测疗效。

1. 单纯双牙弓前突

针对这种牙性错𬌗，正畸治疗的主要目标是减小上下前牙和上下唇突度，改善侧面型和唇闭合功能。同时，在维持磨牙中性关系的基础上使上下牙齿正常排列、建立好咬合关系。临床上主要通过牙齿位置的改变达到以上目标，常常需要减数，并且采用固定矫治器治疗。减数部位的选择主要取决于牙弓突度和拥挤度，一般情况下选择拔除 4 个第一前磨牙，以利于前牙内收。在支抗控制方面，应根据牙弓突度、唇突度、拥挤度及垂直面型决定支抗强度。若需要强支抗时，可选择上颌口外力支抗，也可在上颌两侧第一磨牙与第二前磨牙间颊侧植入微螺钉种植体，借助种植钉内收上前牙；下颌支抗也可采用微螺钉种植体，或者借助上颌微螺钉种植体施以Ⅲ类牵引，保护下颌支抗。

2. 复杂双颌前突

上下颌骨发育过度往往伴随双牙弓前突，患者上下切牙前突多表现为凸距大，但倾斜度正常或直立，无牙列拥挤或拥挤度较轻。正畸治疗的主要目标与治疗单纯双牙弓前突类似，即减小上下前牙及唇突度，改善侧面型和唇闭合功能。由于 A 点、B 点靠前，上下切牙根尖位置亦靠前，若通过减数并采用固定矫治器内收上下切牙，理论上需要对切牙进行较长距离的整体移动或控根移动，临床上这一过程较单纯双牙弓前突患者以倾斜移动为主的切牙内收困难得多，矫治时间亦较长，并有可能导致切牙根尖不同程度的吸收或变圆钝，也容易因用力不当导致控根移动失败，表现为牙冠移动明显多于牙根移动，牙冠凸距减小但颌骨突度未减小，切牙变得更加直立或舌倾，而侧貌得不到改善。因此，对于儿童及青少年患者可选择单纯正畸治疗，但对前牙使用轻力和适宜的转矩控制是治疗成功的关键。

对于成年患者，外科正畸是矫治复杂双颌前突、改善患者过突的面部侧貌的有效途径。按常规完成术前正畸后，手术方法可以选择拔除 4 个第一前磨牙后的上下颌骨前部根尖下截骨后退术，也可以采用上颌 Lefort Ⅰ型截骨后退术结合下颌升支矢状劈开截骨后退术。另外，根据牙颌面形态测量分析结果必要时可增加颏成形术。

第四节　前牙深覆盖

一、概述

前牙深覆盖多为安氏Ⅱ类1分类错殆，上前牙切端至下前牙唇面的最大水平距离超过 3 mm。这类错殆畸形上前牙前倾，磨牙关系多为远中。

二、病因

1. 遗传因素

在这种类型的错殆畸形中表现也十分明显，经常可以看到相似的畸形面容在父母与子女间同时出现。严重的骨骼畸形，如下颌发育过小、上颌发育过大电受遗传因素的影响。这类畸形虽然可以矫治，但比较困难。

2. 环境因素

（1）口呼吸不良习惯：一些鼻部疾患可导致鼻道不通畅而造成口呼吸：①口呼吸时，鼻腔无气流通过，气压不平衡，鼻腔向下发育不佳，因而上腭高拱。②由于用口呼吸，下颌打开，舌头也被牵引下落，上颌弓腭侧失去舌肌压力，而牙弓颊侧受拉长的颊肌压迫，上牙弓失去内外肌肉的正常动力平衡，遂发展为牙弓狭窄、腭盖高拱、上前牙前突。③由于用口呼吸，上下唇不能闭合，唇肌无力，前部牙齿、牙槽骨发育失去限制，从而导致上颌前突。

（2）吮指习惯：吮指时，拇指作用于上颌，对上颌产生前上方向的压力，加上吮吸时两侧颊肌的压力，上牙弓被拉长；吮拇时，拇指对下颌产生后下的力量，限制了下颌的向前生长，形成前牙深覆盖。

（3）咬下唇：咬下唇的时候，下牙被迫后移，上前牙在下唇的作用下前倾，形成深覆盖。

（4）其他因素：替牙期牙齿萌出顺序异常，上牙列前部多生牙，下前牙先天缺失，上颌尖牙腭向与下颌错位，为避免早接触致下颌强迫性后缩等。

三、前牙深覆盖的分度和分类

1. 前牙深覆盖的分度

（1）Ⅰ度：上切牙切端至下前牙唇面的最大水平距离小于 5 mm。

（2）Ⅱ度：5～8 mm。

（3）Ⅲ度：8 mm 以上。

2. 前牙深覆盖的分类，按病因机制分为 3 型。

（1）牙型：由于局部牙齿原因造成前牙深覆盖，没有上下颌骨形态大小和位置的改变，后牙多为中性，治疗比较简单，预后较好。

（2）功能型：由于神经肌肉反射引起的下颌功能性后缩，颌骨形态大小没有改变，仅为下颌位置的改变，多有殆因素或口腔不良习惯。

（3）骨型：由于颌骨发育异常导致，颌骨形态大小发生改变，ANB 角通常大于 5°。其骨骼分型可以分为 3 类，即：①上颌正常，下颌后缩。②下颌正常，上颌前突。③上颌前突，下颌后缩。

临床研究表明，在形成安氏Ⅱ类1分类错殆的骨骼因素中，下颌后缩是主要因素，上颌位置一般正常，即使不正常，也是后缩多于前突。这提示早期进行生长控制时，使用功能矫治器促进下颌发育，比使用口外弓抑制上颌发育更加普遍。

四、矫治

1. 早期矫治

（1）仔细寻找病因并及早去除病因，改正口腔不良习惯，检查呼吸道是否通畅，治疗鼻咽部疾患，

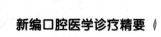

去除咽部增生腺等。

（2）对影响下颌前伸的牙齿问题进行处理，上颌多生牙及时拔除，纠正咬下唇后可适当矫正前牙深覆盖，防止上前牙覆盖及下唇产生继发性咬下唇的情况发生。

（3）有骨型发展趋势的患者，上颌骨发育过度的用口外弓控制上颌生长，下颌发育不足的用功能矫治器促进下颌生长。

2. Ⅱ类1分类错𬌗的矫治

（1）矫治目标：上下牙列整齐，没有间隙；覆盖、覆𬌗恢复正常；改善面部外观；建立良好的咬合关系。

（2）拔牙的注意事项：为达到覆盖恢复正常，改正磨牙远中关系的目的，许多患者需要拔牙，尤其是合并拥挤的患者。值得注意的是，对于明显下颌后缩的患者拔牙要慎重，高角的患者下颌可以考虑拔除两个第二双尖牙。下颌需要间隙不多的低角病例考虑尽量不拔牙。需要间隙中等的病例，视情况而定，可以参考使用扩大牙弓、推磨牙向远中等方法。

（3）许多比较严重的患者，由于上唇的松弛，覆盖达到正常以后，有"露龈笑"的现象出现，可以在第3期，分别在上中、侧切牙之间的牙槽骨植入微种植钉，能取得比较满意的效果。

参考文献

［1］朱亚琴. 住院医师规范化培训口腔科示范案例［M］. 上海：上海交通大学出版社，2016.

［2］吴志鸿，蔡晓梅，于登臣. 当代医学研究五官医学［M］. 北京：知识产权出版社，2013.

［3］王佃亮. 当代全科医师处方［M］. 北京：人民军医出版社，2016.

［4］徐培成，钱文昊. 齿科精细治疗病例精粹［M］. 上海：上海科技教育出版社，2016.

［5］张会明. 全科医师急症处理手册［M］. 北京：金盾出版社，2016.

［6］陈美玲，杜光. 慢性病用药指导丛书口腔科疾病用药分册［M］. 武汉：湖北科学技术出版社，
2015.

［7］屈永涛，张慧平. 耳鼻咽喉口腔恶性肿瘤非手术治疗［M］. 武汉：华中科技大学出版社，
2015.

［8］文玲英，吴礼安. 实用儿童口腔医学［M］. 北京：人民军医出版社，2016.

［9］凌均棨. 高级卫生专业技术资格考试指导用书口腔内科学高级教程精装珍藏本［M］. 北京：
人民军医出版社，2015.

［10］刘洋，刘铁英，陈惠军. 临床疾病概要［M］. 武汉：华中科技大学出版社，2015.

［11］胡勤刚. 口腔颌面外科查房手册［M］. 北京：人民卫生出版社，2015.

［12］赵吉宏. 口腔颌面外科门诊手术操作规范与技巧［M］. 北京：北京大学医学出版社，2015.

［13］俞光岩，王慧明. 口腔医学口腔颌面外科分册［M］. 北京：人民卫生出版社，2015.

［14］吴补领，刘洪臣，范兵. 老年口腔医学［M］. 西安：西安交通大学出版社，2015.

［15］李巧影，陈晶，刘攀. 口腔科疾病临床诊疗技术［M］. 北京：中国医药科技出版社，2017.

［16］白丁，赵志河. 口腔正畸策略、控制与技巧［M］. 北京：人民卫生出版社，2015.

［17］冯希平. 中国龋病防治指南［M］. 北京：人民卫生出版社，2016.

［18］宿玉成. 口腔种植学（第2版）［M］. 北京：人民卫生出版社，2016.

［19］中华口腔医学会. 临床诊疗指南口腔医学分册［M］. 北京：人民卫生出版社，2016.

［20］桂欣. 口腔修复手法治疗老年口腔疾病的临床观察［J］. 现代诊断与治疗，2017，0（13）：
2474-2475.

［21］赵磊. 浅析口腔疾病治疗与交叉感染［J］. 健康之路，2016，0（9）：107-108.

［22］陈睿. 口腔疾病对全身健康的影响不可小视［J］. 家庭健康：医学科普，2016，0（9）：10-11.

［23］郑黎薇，邹静. 孕期口腔疾病管理［J］. 华西口腔医学杂志，2017，35（2）：113-118.